SARAH MARIN-MAIRE

W0369033

MES PETITES Routines GLUCOSE DÉTOX

en 4 semaines et sans frustration

MARABOUT

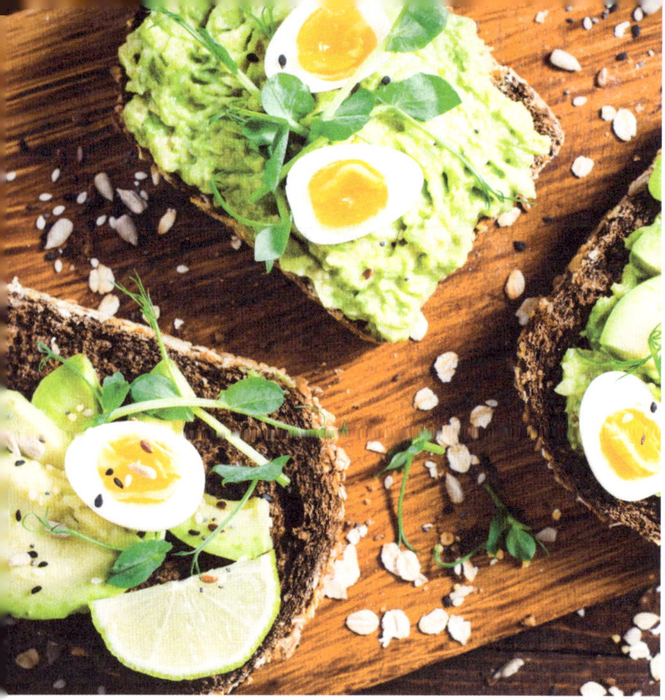

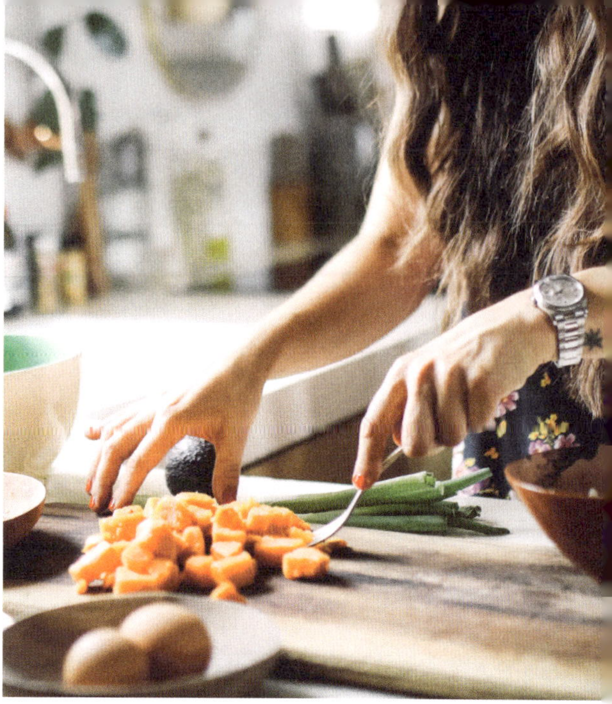

Introduction
BIENVENUE
DANS VOTRE NOUVEL UNIVERS ALIMENTAIRE !

Semaine 1
JE BOOSTE
MES PETITS-DÉJEUNERS

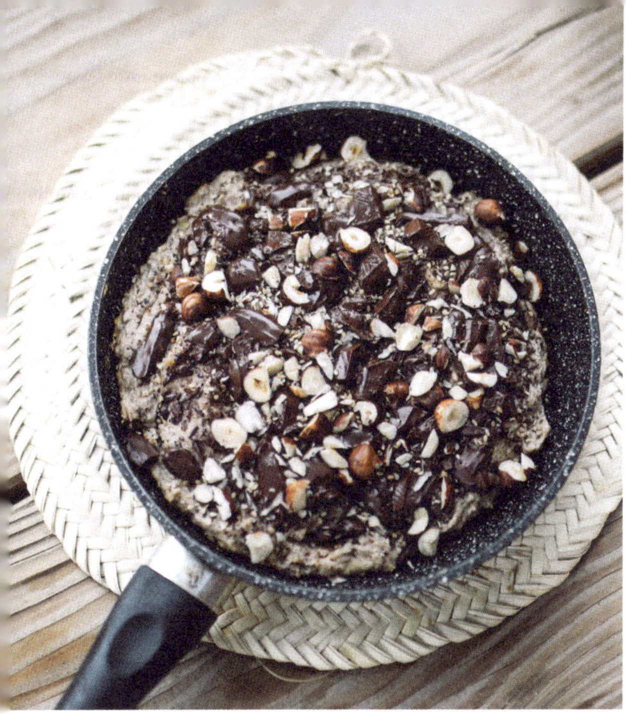

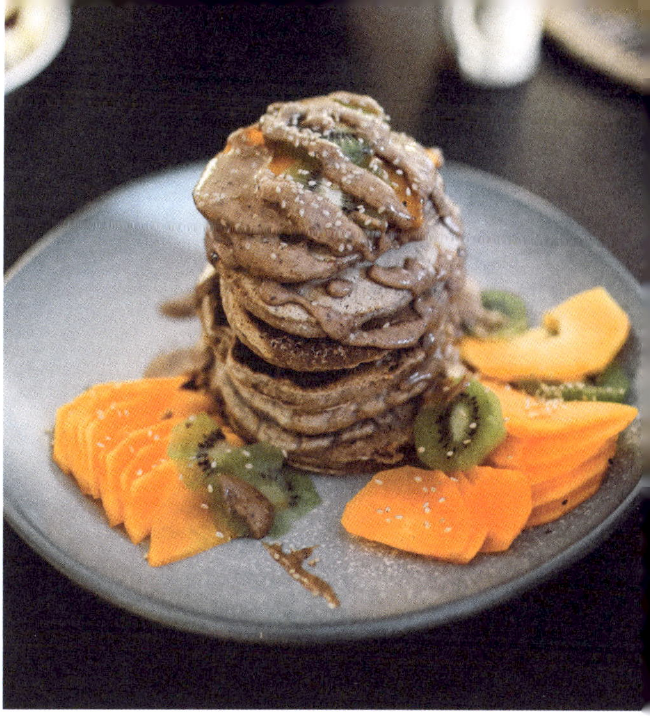

Introduction

BIENVENUE DANS VOTRE NOUVEL UNIVERS ALIMENTAIRE !

Chère lectrice, cher lecteur, bienvenue ! À travers ce livre, j'aimerais vous guider sur votre nouveau chemin alimentaire, celui de l'alimentation à index glycémique bas. Il me tient à cœur de vous faire découvrir ses intérêts – nombreux ! –, son fonctionnement, mais aussi de vous en apprendre davantage sur l'équilibre alimentaire en général, alliant santé et plaisir.

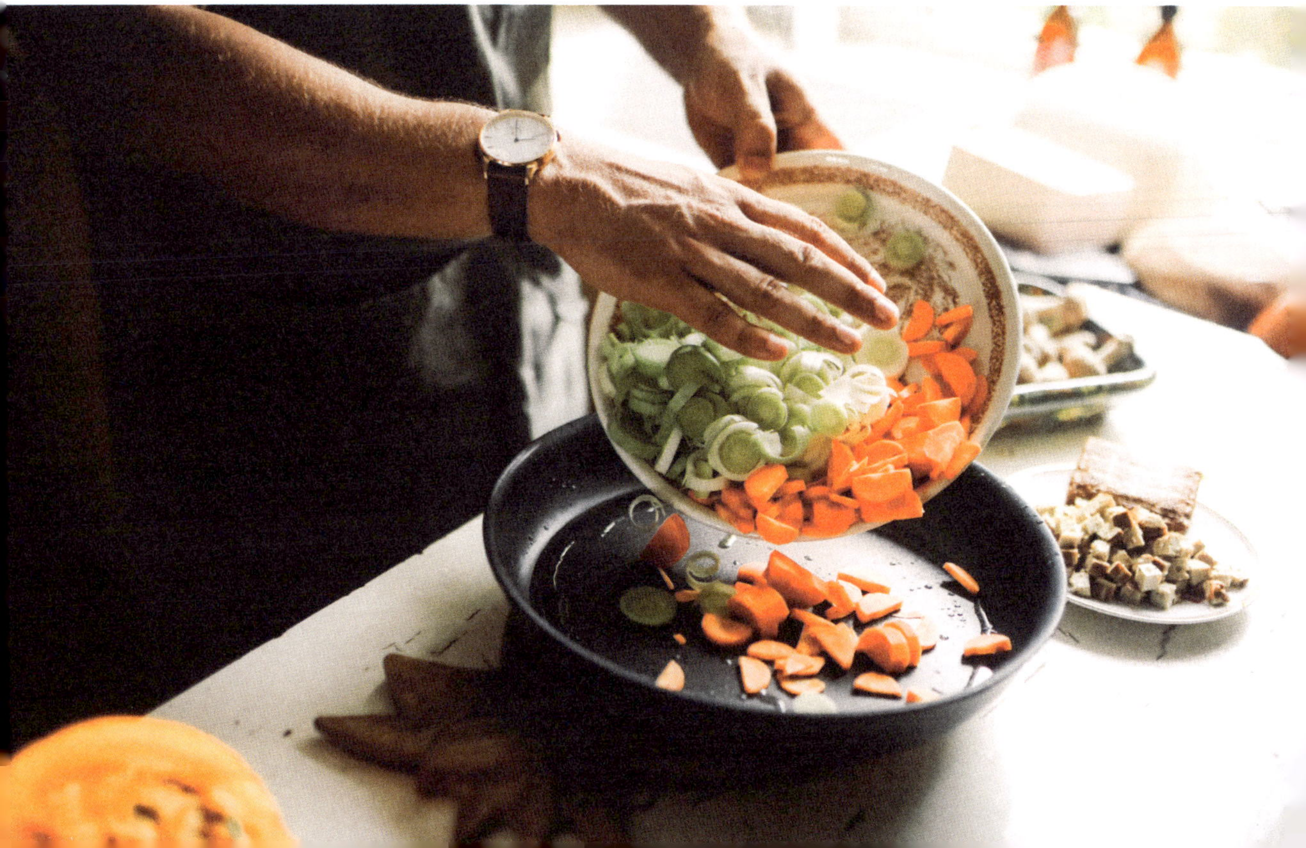

Si vous pensez que l'alimentation à index glycémique bas est réservée à certaines personnes souffrant de pathologies, détrompez-vous. Tout un chacun devrait avoir la chance de connaître les bénéfices d'une telle alimentation puisqu'il s'agit tout simplement des **bases de l'équilibre alimentaire.** Quels que soient votre âge, votre sexe, votre poids (ou surpoids), votre choix alimentaire (végétarien ou autre), adopter une alimentation équilibrée à index glycémique bas est vivement conseillé à tous ! Et vous verrez que sa mise en place n'a rien de compliqué. Car c'est une alimentation qui s'adapte à tous, en fonction des habitudes de vie, du contexte familial, des goûts, du temps que chacun pourra consacrer à la préparation des repas... À chaque situation sa solution !

Opter pour une alimentation à index glycémique bas vous permettra de prendre soin de votre santé au quotidien et à long terme. Fini les fringales, les envies de grignotage et les coups de fatigue à répétition. Terminé la sursollicitation de l'insuline, qui entraîne le stockage des graisses et, à terme, le surpoids ou des pathologies comme le diabète de type 2.

Mon objectif à travers ce livre ? Vous aider à comprendre le fonctionnement d'une alimentation à index glycémique bas afin que vous puissiez **être entièrement autonome.** Étape par étape, vous pourrez adopter les bons réflexes en ajustant d'abord votre **petit-déjeuner (semaine 1),** puis vos **plats principaux aux déjeuners et dîners (semaine 2),** vos **desserts (semaine 3)** et, enfin, vos **collations (semaine 4).** Car oui, le goûter n'est pas exclu de mon programme alimentaire, bien au contraire !

Au fil de quatre semaines, vous pourrez ainsi avancer à votre rythme et sélectionner les recettes selon ce qui vous fait le plus envie et selon ce que contiennent votre réfrigérateur, votre congélateur et vos placards. Pas de pression, tout est question de **réflexes à prendre petit à petit et à garder sur le long terme.**

Prêt ? Suivez-moi !

AVERTISSEMENT

Vous trouverez dans cet ouvrage des recettes réalisables toute l'année, à partir d'aliments frais ou surgelés. Pour bénéficier de leurs bienfaits, mais aussi pour respecter notre belle planète, **je vous recommande d'utiliser en priorité des produits de saison**. Toutefois, si vous souhaitez cuisiner une recette hors saison, **l'alternative est d'utiliser des fruits et légumes surgelés « bruts »** (non transformés). Pour vous en assurer, consultez la liste des ingrédients figurant sur les produits : seuls les fruits et légumes doivent y être mentionnés, rien d'autre !

Notez enfin que **les quantités indiquées dans les recettes sont données à titre indicatif**. À vous de les adapter en fonction de vos besoins (qui varient selon votre métabolisme de base, votre sexe, votre poids, votre taille, votre âge, votre activité physique, le climat de la région où vous vivez ou encore un état physiologique particulier).

Introduction

L'INDEX GLYCÉMIQUE : LE POURCENTAGE DE RÉFÉRENCE

En 1984, le professeur David Jenkins utilise pour la première fois le terme d'« index glycémique ». Au cours de ses recherches, il s'est rendu compte de la différence d'impact physiologique que pouvaient provoquer des types de glucides variés. Il a donc défini une valeur (exprimée en pourcentage) permettant de quantifier **la capacité d'un aliment glucidique à élever la glycémie par rapport à un glucide de référence : le glucose.**

L'index glycémique d'un aliment reflète donc la variation de glycémie après son ingestion, c'est-à-dire **le taux ou la concentration de sucre (glucose donc) dans le sang.**

Ainsi, on peut classer les aliments selon trois catégories d'index glycémique :

- Index glycémique haut (> 60 %)
- Index glycémique moyen (= 40-59 %)
- Index glycémique bas (< 40 %)

Les aliments classés dans la catégorie haute font monter puis chuter rapidement la glycémie à un taux important. À l'inverse, ceux classés dans la catégorie basse provoquent une légère et lente augmentation suivie d'une diminution faible et progressive.

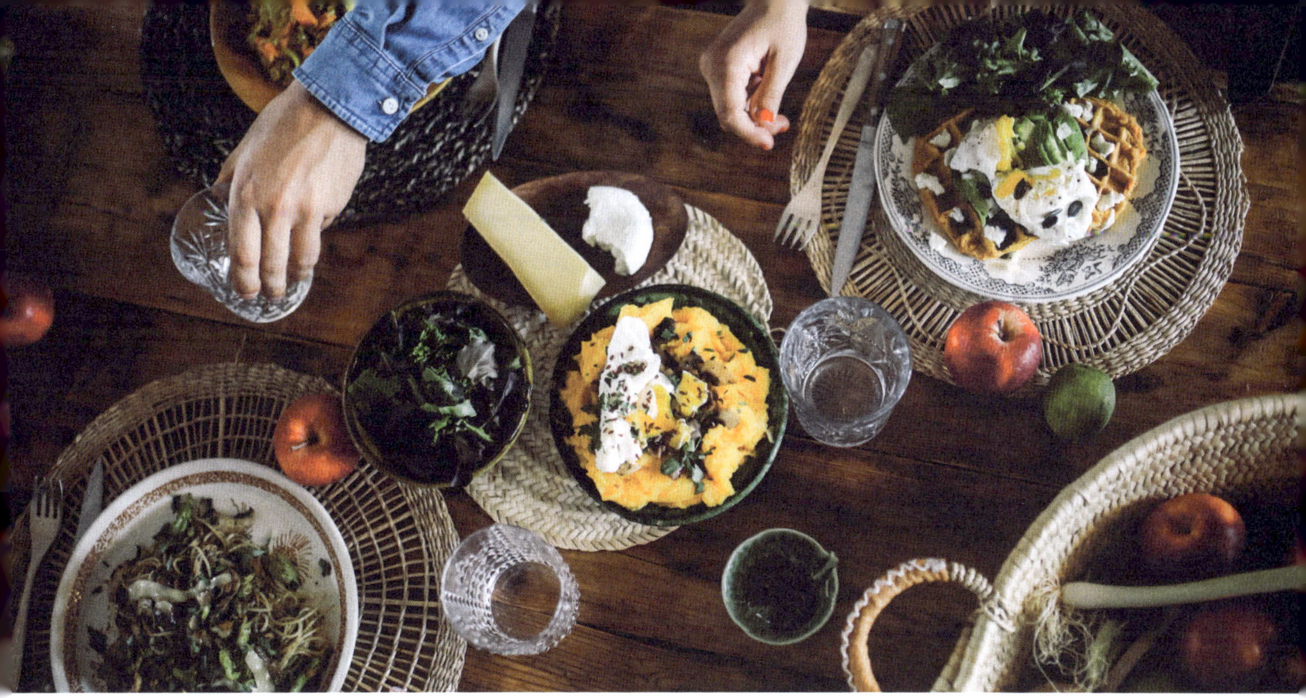

LES GLUCIDES : COMMENT BIEN LES IDENTIFIER

Avant de vous lancer dans une alimentation à index glycémique bas, il est donc essentiel de bien identifier ce que sont ces fameux glucides dans votre alimentation, leur rôle et leur impact.

De quoi parle-t-on ?

Également appelés hydrates de carbone, saccharides ou oses, les glucides se divisent en deux catégories :

- **les glucides assimilables** (que j'évoquerai tout au long de cet ouvrage), qui peuvent être digérés par des enzymes du tube digestif et glandes annexes ;
- **les glucides non assimilables**, qui correspondent aux fibres alimentaires végétales **:** celles-ci ne peuvent pas être dégradées par les enzymes et arrivent de ce fait quasiment entières dans le côlon pour être, à ce moment-là, prises en charge par la flore colique.

ZOOM sur

LES 5 CATÉGORIES DE GLUCIDES

Après digestion, le glucose reste le seul substrat glucidique ayant un rôle énergétique. Il est stocké sous forme de glycogène dans le foie.

On note 5 catégories de glucides :

1 - Les monosaccharides

- Ils sont constitués d'un seul « ose ». On y retrouve :
- le glucose, contenu dans les fruits ou les produits industriels sous forme de sirop ;
- le fructose : c'est le sucre majoritaire dans les fruits, les légumes et le miel ;
- le galactose : il est présent dans le lactose et donc dans le lait.

2 - Les disaccharides

Ils sont constitués de deux oses :

- le saccharose : il s'agit d'un mélange de glucose et fructose. Il s'agit du sucre de table ;
- le lactose : c'est un mélange de glucose et de galactose. C'est le sucre contenu dans le lait ;
- le maltose : il s'agit d'une association de deux molécules de glucose. Le maltose se retrouve dans la bière ;
- le tréhalose : c'est l'association de deux molécules de glucose. Le tréhalose se retrouve dans les algues et les champignons.

3 - Les oligosaccharides

Ces glucides comptent entre 2 et 10 molécules. On y voit par exemple les maltodextrines que l'on trouve principalement dans les produits industriels, mais aussi le raffinose, le verbascose et le stachyose présents dans les légumineuses.

4 - Les polysaccharides

Il s'agit d'une association de plusieurs molécules de glucose. On y retrouve l'amidon contenu dans les céréales (blé, seigle, orge, riz...), les légumineuses (pois chiches, lentilles, haricots rouges ou blancs...), les tubercules (pommes de terre, patates douces...) et les châtaignes.

5 - Les polyols

Ce sont des édulcorants (sorbitol, mannitol, xylitol...) utilisés dans les produits allégés en sucre et les chewing-gums.

Où les trouve-t-on principalement ?

Les glucides se retrouvent dans de nombreux aliments, avec chacun un impact varié sur l'organisme. Je citerai surtout :

- les céréales,
- le pain,
- les tubercules,
- les légumineuses,
- les légumes,
- les fruits,
- le lait et les yaourts,
- le sucre et les produits sucrés,
- les jus de fruits et les sodas.

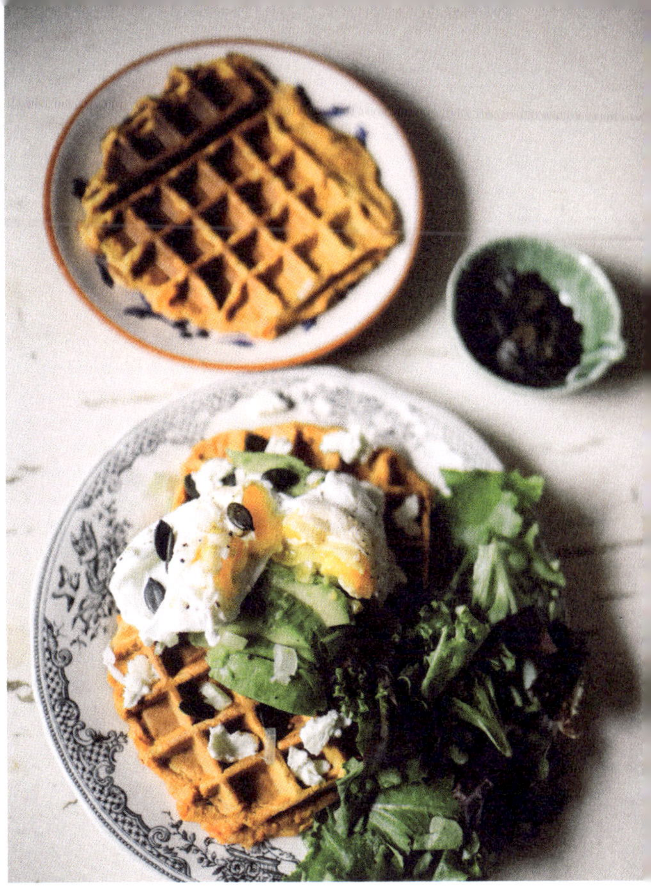

À quoi servent-ils ?

Les glucides **apportent de l'énergie à chacune de vos cellules.** Ils sont donc essentiels pour le maintien du bon fonctionnement de votre organisme et pour votre santé.

Ils ont également **un rôle de structure** puisqu'ils entrent dans la constitution de l'ensemble des cellules ainsi que dans celle de nombreuses molécules.

Enfin, les glucides ont **un rôle dit « d'épargne azotée »**, c'est-à-dire que, grâce à eux, l'organisme préserve les protéines (constituées d'azote), car il va utiliser les glucides plutôt que ces dernières qui ne peuvent pas être stockées comme les glucides.

Par ailleurs, certains tissus du corps sont dits **« gluco-dépendants »** : ils doivent obligatoirement consommer des glucides pour fonctionner correctement. Par exemple, le cerveau est un grand consommateur de glucose, avec environ 150 grammes nécessaires par jour !

à SAVOIR

CHARGE GLYCÉMIQUE ET INDEX INSULINIQUE

La charge glycémique vient compléter celle de l'index glycémique puisqu'elle prend en compte à la fois **la quantité et la qualité des aliments consommés.**

Parfois oubliée, elle est pourtant fondamentale puisque certains aliments peuvent avoir un index glycémique faible, mais lorsqu'ils sont consommés en grande quantité, avoir une charge glycémique élevée et donc avoir le même impact qu'un aliment à index glycémique élevé.

Il est donc important de prendre en compte l'ensemble des paramètres et non d'isoler les éléments.

L'index insulinique, lui, permet d'apprécier la réponse insulinique de l'organisme après une consommation de glucides. En effet, lorsque le taux de glucose dans le sang augmente, l'organisme sécrète **une hormone : l'insuline, chargée d'acheminer le glucose dans les cellules du corps.**

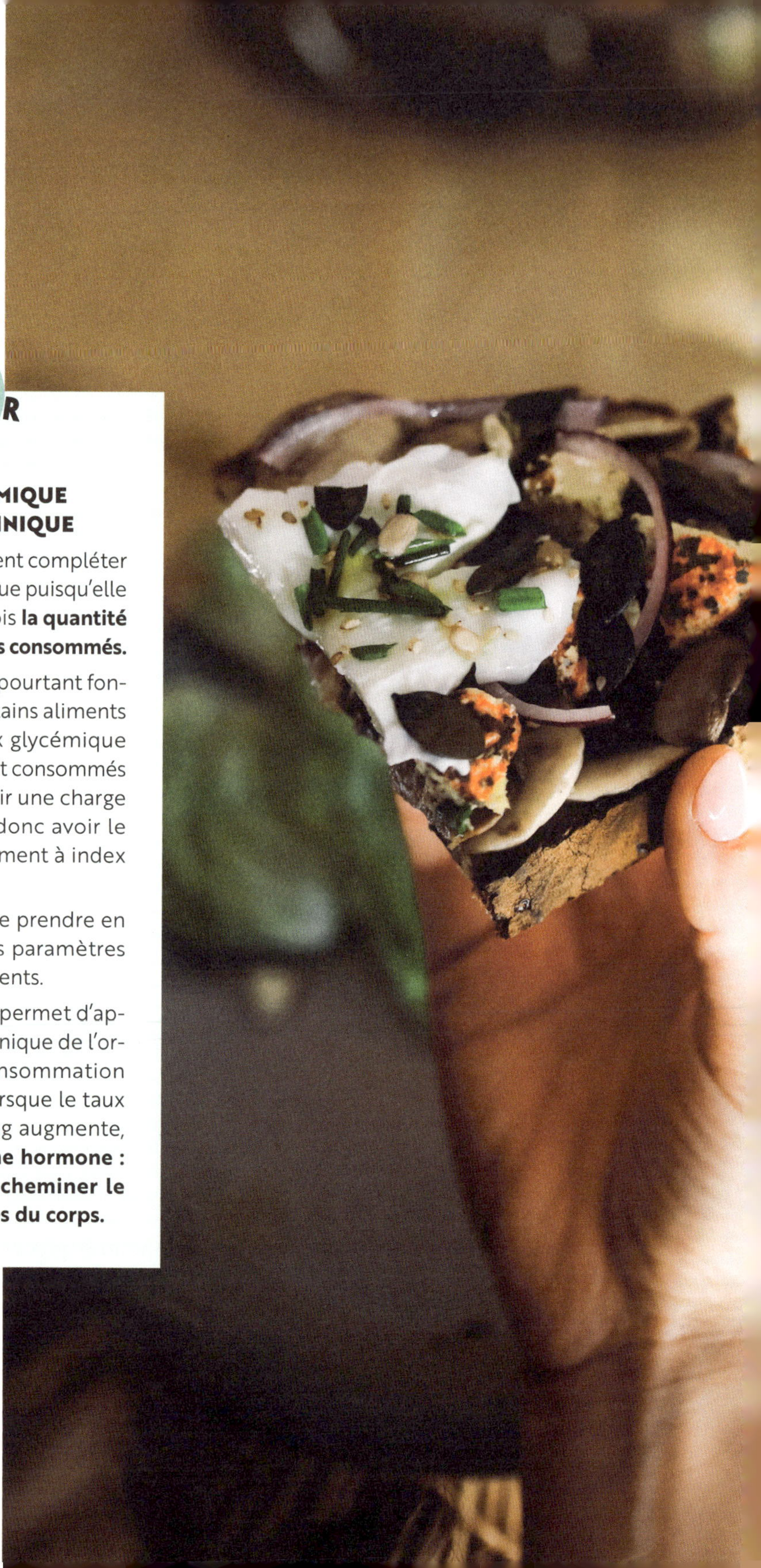

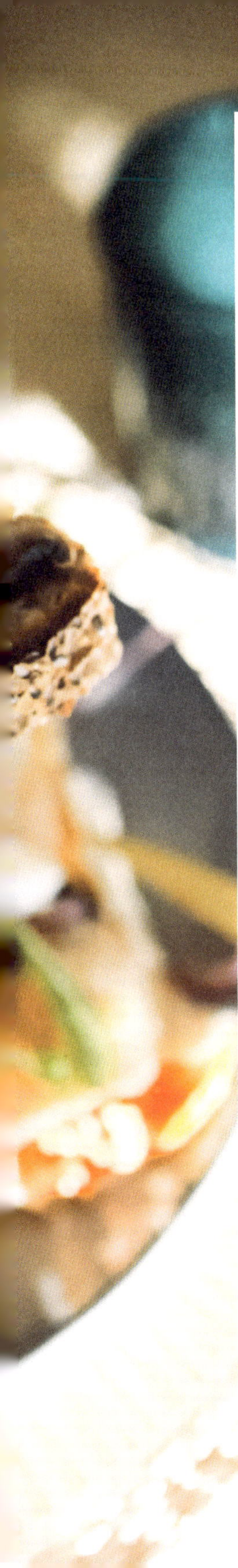

Pourquoi faire le tri ?

Prenons un exemple : si vous consommez un produit céréalier raffiné (blanc) ou un aliment sucré (comme des bonbons), votre glycémie va augmenter rapidement, ce qui va solliciter l'insuline. Cette hormone va acheminer le glucose dans vos cellules. Mais si le sucre est apporté en excès et que les cellules sont comblées, le « reste » est stocké sous forme de graisses dans votre organisme (c'est ce qu'on appelle la **lipogénèse**). Et c'est exactement l'inverse que l'on souhaite quand on veut prendre soin de son corps et de sa santé, non ?

La sécrétion d'insuline a également un impact sur la sensation de faim. Lors de la chute brutale de glycémie (après la hausse rapide), vous subissez ce que l'on appelle une **hypoglycémie réactionnelle.** Cette dernière est un signal de faim qui se traduit, le plus souvent, par l'attrait pour les produits sucrés et des grignotages. C'est malheureusement un cercle vicieux…

Enfin, sachez qu'une sollicitation trop régulière de l'insuline, avec par exemple une trop grande consommation de produits raffinés, sucrés et d'aliments à index glycémique élevé peut entraîner, à moyen-long terme, un **surpoids** ainsi qu'une « résistance » des cellules à l'insuline. Le sucre est moins bien acheminé dans les cellules et reste donc dans le sang, en quantité trop importante. Cela est néfaste pour l'organisme et participe à **l'oxydation des artères**. Et, au fil des années, la sursollicitation de l'insuline, pour contrebalancer cette hyperglycémie permanente, use le pancréas (qui fabrique l'insuline) et peut entraîner un **diabète de type 2.**

Supprimer totalement les glucides, la bonne idée ?

Non ! Il ne faut pas confondre tous les glucides et encore moins les évincer de votre alimentation. Il s'agit simplement de **choisir des ingrédients et aliments ayant un index glycémique bas à moyen et de pratiquer de bonnes associations** pour éviter les désagréments que provoquent les aliments à index glycémique haut.

Rassurez-vous, une bonne sélection de vos aliments, dans des quantités adaptées, et une bonne hygiène de vie globale permettent généralement d'éviter toute conséquence néfaste pour votre organisme.

Introduction

IDENTIFIER L'IG D'UN ALIMENT

1

À l'achat, à la cuisson ou au moment de consommer, plusieurs facteurs peuvent influencer l'index glycémique d'un aliment ou d'un plat. Il est donc possible d'agir en amont pour modifier l'index glycémique final d'une recette.

Quelle est sa composition ?

Regardez si votre aliment contient les éléments suivants.

- **Des glucides :** plus la quantité de glucides est élevée dans un aliment, plus l'index glycémique risque d'être **élevé**.

Exemple : un bonbon aura forcément un index glycémique plus élevé qu'une huile d'olive, qui ne contient aucun glucide. Le glucose est le glucide qui augmente le plus l'index glycémique d'un aliment, suivi par le saccharose. Viennent ensuite le lactose et le fructose qui ont un index glycémique moyen à bas. Enfin, pour l'amidon, plus il contient d'amylose, plus il bénéficie d'un index glycémique bas.

- **Des protéines :** plus un aliment est riche en protéines, plus l'index glycémique de l'aliment sera bas.

Exemple : le gluten est une masse protéique. Ainsi, les pâtes standard (qui contiennent du gluten) ont un index glycémique plus bas que les pâtes sans gluten.

- **Des lipides :** plus un aliment est riche en graisses, plus l'index glycémique de l'aliment sera bas.

Exemple : un sorbet aura un index glycémique plus élevé qu'une crème glacée, dans laquelle les lipides de la crème ralentissent l'impact glycémique.

- **Des fibres :** plus un aliment contient de fibres, plus son index glycémique sera bas.

Exemple : un riz complet aura un index glycémique plus bas qu'un riz blanc.

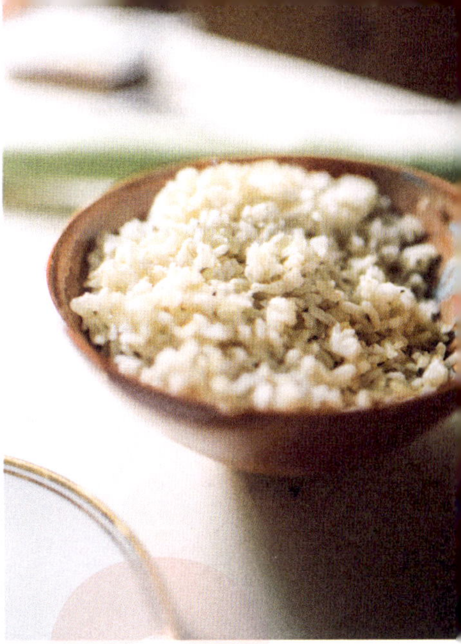

A-t-il été transformé ? raffiné ?

Les différents procédés qui sont le plus souvent utilisés par l'industrie agroalimentaire comme l'extrusion, les traitements thermiques ou mécaniques **viennent modifier la matrice de l'aliment et en augmenter son index glycémique.**

Exemple : les galettes de riz soufflé (extrusion) font augmenter fortement l'index glycémique du riz et donc de l'aliment final. Il en est de même pour la double cuisson pour obtenir des biscottes ou encore la transformation en flocons des pommes de terre pour obtenir une purée instantanée.

Plus l'aliment est raffiné (c'est-à-dire passé d'un produit complet à un produit blanc), **plus l'index glycémique est élevé.**

Exemple : une farine blanche aura un index glycémique plus élevé qu'une farine intégrale ; le grain de blé ayant été raffiné pour obtenir une farine blanche.

3

A-t-il été mixé ?

Plus un aliment sera mixé, plus son index glycémique sera élevé.

Exemple : de la pomme, à la purée de pomme et ensuite au jus de pomme, il y a une perte en fibres et donc une augmentation de l'index glycémique.

Est-il acide ?

Plus un aliment est acide, plus l'index glycémique est bas

Exemple : le pain au levain ayant une acidité plus élevée aura un index glycémique plus bas que le pain à la levure.

5

Est-il (trop) mûr ?

Plus l'aliment est mûr, plus l'index glycémique est élevé.

Exemple : une banane jaune-verte aura un index glycémique plus bas qu'une banane jaune-noire, bien avancée dans son mûrissement.

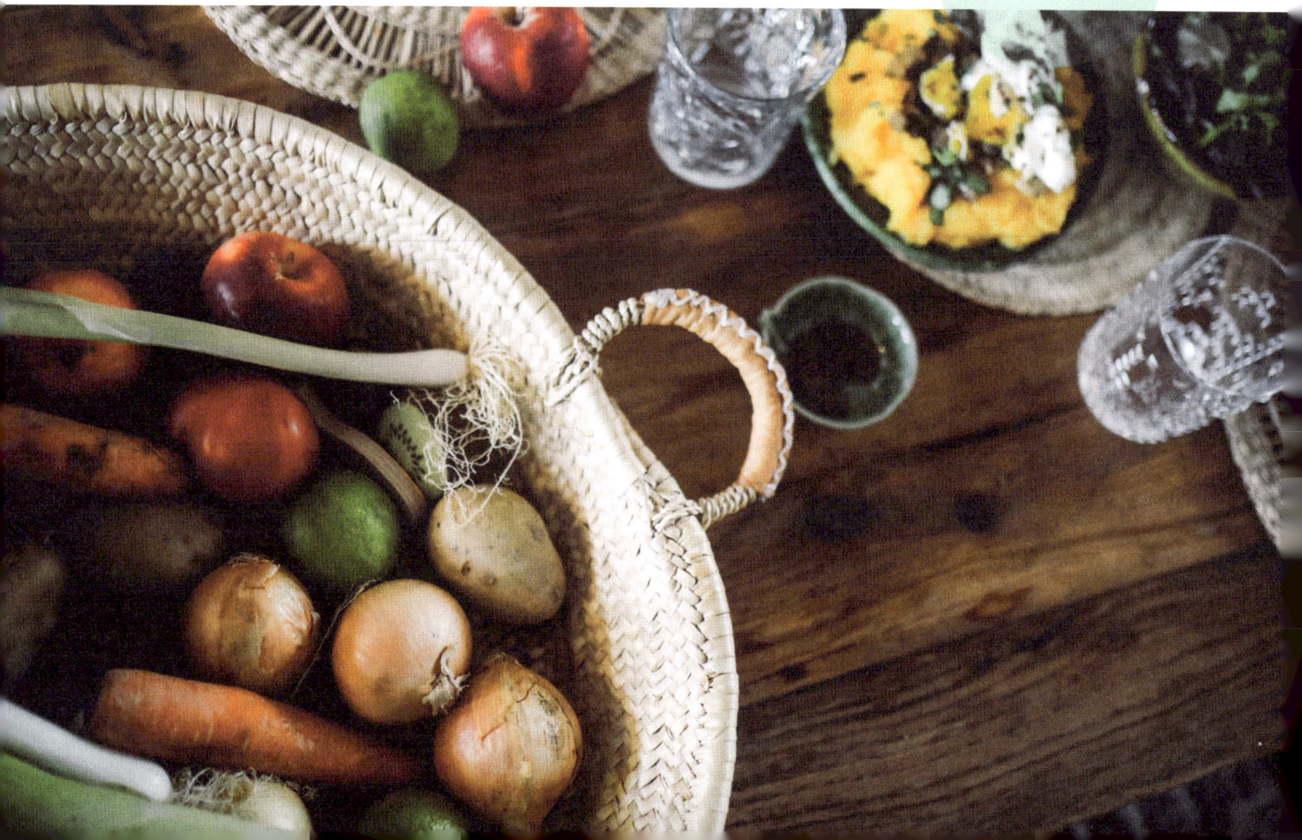

6

Est-il bien cuit ?

Plus un aliment est cuit longtemps, plus l'index glycémique sera élevé.

Exemple : des pâtes qui sont cuites longtemps ou au-delà du temps de cuisson recommandé auront un index glycémique plus élevé que des pâtes à cuisson *al dente*.

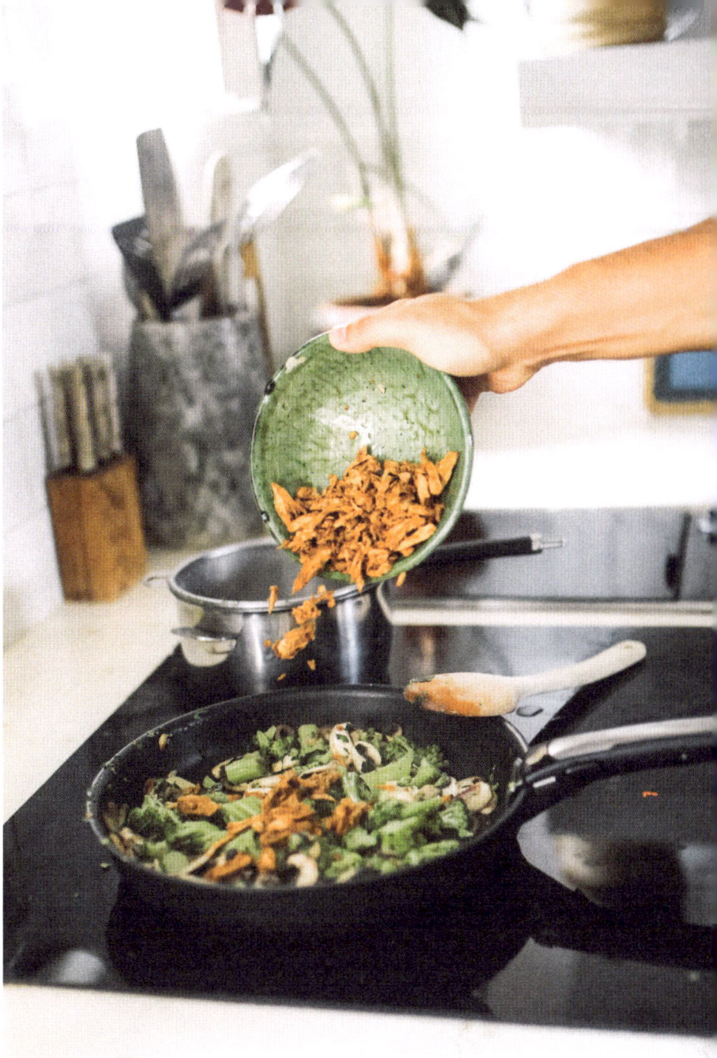

7

Comment va-t-il être consommé ?

Le contexte dans lequel l'aliment est consommé, de façon isolée dans la journée *versus* au cours d'un repas, **influe aussi directement sur l'index glycémique.**

Exemple : une nectarine consommée de manière isolée dans l'après-midi élèvera davantage la glycémie qu'une autre consommée dans l'après-midi *mais* associée à une poignée d'oléagineux ou une tranche de pain complet.

Introduction

LE B.A.-BA POUR RÉDUIRE L'IG DE VOS PLATS

Si les facteurs qui influencent l'index glycémique d'un aliment ou d'un plat sont si nombreux, il existe heureusement autant de solutions pour les contrecarrer ! Il s'agit de solutions simples à mettre en place, quotidiennement, du petit-déjeuner au dîner en passant par les petites collations.

À l'achat

- **Évitez les aliments ultra-transformés.** Fuyez de manière globale l'alimentation industrielle ! Favorisez les aliments bruts que vous cuisinerez vous-même maison.
- **Préférez toujours la forme entière de l'aliment** à sa version en purée ou en jus. Un fruit entier sera toujours préférable à une purée de fruits ; des pommes de terre vapeur à une purée de pommes de terre et, surtout, une orange à un jus d'orange (même 100 % pur jus et maison !).
- **Évitez tous les féculents blancs** (pâtes, riz...) : remplacez-les par des féculents complets (riz complets, pâtes complètes, semoules complètes...).
- **Évitez tous les produits à base de farines blanches** (pains, gâteaux, pancakes, crêpes...), qu'ils soient industriels ou maison : favorisez des préparations avec 100 % de farines complètes ou intégrales (crêpes à la farine de blé complet, gâteaux à la farine d'épeautre complet, pain à la farine de kamut...).
- **Évitez les céréales soufflées** (galettes de riz soufflé, céréales petit-déjeuner type riz soufflé, pétales de maïs soufflés...), les biscottes, les crackers, les cracottes.... Préférez des céréales simples telles que les flocons d'avoine et le muesli, et le pain au levain complet.

- **Évitez les boissons sucrées**, privilégiez toujours l'eau. Vous pouvez alterner avec des infusions ou du rooibos sans sucre ou encore des eaux aromatisées maison, avec de l'eau plate ou pétillante, dans lesquelles vous pouvez faire infuser des fruits frais et des herbes aromatiques ou presser le jus d'un citron ou d'un pamplemousse.

À la cuisson

- **Ne surcuisez pas vos féculents** (pâtes, riz...) : préférez une cuisson *al dente* lorsque cela est possible ou tenez-vous-en au temps de cuisson indiqué sur l'emballage.

Au moment de consommer

- Dans chaque plat, **pensez à intégrer des fibres** (légumes, céréales complètes...) et des huiles végétales de qualité. Ainsi, évitez de consommer un plat de pâtes seul ; associez-y des légumes, une portion de protéines (animales ou végétales) et de l'huile végétale.
- **Laisser refroidir un aliment diminue son index glycémique.** Vous pouvez ainsi cuisiner une salade de pommes de terre ou de pâtes, à la place d'un plat de pâtes chaud ou de pommes de terre vapeur. De même pour le porridge que vous pouvez préparer la veille puis laisser refroidir au réfrigérateur pour le consommer le lendemain matin.
- **Ne consommez pas un aliment de manière isolée.** Consommez-le au cours d'un repas ou mettez en place des collations équilibrées. Par exemple, mieux vaut consommer un fruit à la fin du repas que seul dans l'après-midi. Il vaudra mieux alors y associer des oléagineux ou une tranche de pain complet par exemple.

Ces recommandations se rapprochent finalement très fortement des recommandations de l'Organisation mondiale de la santé (OMS) pour mettre en place une alimentation équilibrée. Les aliments à index glycémique bas font partie de l'équilibre alimentaire global, tout simplement !

On l'a vu : plusieurs facteurs influent sur l'index glycémique d'un aliment, il suffit alors de faire une bonne sélection de vos ingrédients. Et pour cela, j'en reviens aux grands principes : **sélectionnez des produits BRUTS, BIO, DE SAISON et LOCAUX, que vous cuisinez maison.**

Introduction

BIEN CONSOMMER, C'EST BIEN ACHETER AVANT TOUT !

Manger de saison et local

Saviez-vous que produire un ingrédient hors saison engendre en moyenne 5 fois plus d'émissions carbone[1] ? C'est pourquoi je vous recommande de privilégier autant que possible les fruits et légumes de saison mais aussi locaux afin de participer à l'effort collectif et de limiter votre impact négatif sur notre jolie planète. Et cela a, bien sûr, également un effet sur votre santé, avec des produits bien plus riches d'un point de vue nutritionnel.

Lorsque les fruits et légumes sont cueillis à maturité, le goût et les vitamines sont au rendez-vous et vous pourrez bénéficier de tous leurs bienfaits ! Quand on consomme de saison, on consomme aussi souvent local, ainsi vos fruits et légumes seront plus frais donc plus goûteux et contiendront davantage de nutriments. Un bon soutien également aux agriculteurs locaux ! Choisissez vos fruits et légumes si possible bio afin d'éviter d'ingérer des pesticides, engrais chimiques et OGM.

Les avantages de manger local pour vous-même :

- **ingérer des aliments plus nutritifs et connaître la provenance des produits :** les fruits et légumes locaux (et si possible issus de l'agriculture bio ou raisonnée[2]) contiennent davantage de nutriments et de vitamines. En effet, ils ont voyagé moins longtemps, ont été récoltés au bon moment et sont plus frais ;

---

1. Source : ADEME (Agence de l'environnement et de la maîtrise de l'énergie).

2. L'agriculture raisonnée se permet d'utiliser parfois des substances chimiques (pesticides, engrais) pour maintenir un rendement économique, mais tâche de limiter leurs quantités pour prendre soin de l'environnement.

- **gâter ses papilles et découvrir de nouvelles saveurs :** la nourriture locale a bon goût car elle est consommée fraîche et de saison. Comme elle ne demande pas de production industrielle de grande échelle, elle offre plus de choix dans ses variétés, proposant par exemple les tomates anciennes en été.

Les avantages de manger local pour l'environnement :

- **émettre moins de gaz à effet de serre et produire moins de déchets :** grâce à des déplacements plus courts pour rejoindre votre assiette, les produits locaux polluent beaucoup moins. De plus, comme la chaîne de distribution est beaucoup plus courte, manger local permet de réduire le suremballage et le gaspillage ;
- **encourager l'économie locale et respecter le sol :** consommer des produits de chez vous, c'est soutenir directement les agriculteurs locaux. En améliorant leurs revenus, les agriculteurs peuvent ainsi diversifier leurs cultures, ce qui réduit la dépendance à l'égard des monocultures étalées sur de larges zones qui nuisent fortement à la qualité du sol.

à SAVOIR

POINTS DE VIGILANCE AU MARCHÉ

On n'y pense pas toujours, mais je préconise d'être vigilant sur les marchés. Il n'y a, malheureusement, pas uniquement des producteurs locaux car certains revendeurs se fournissent chez les grossistes. Renseignez-vous, posez des questions : « Producteur ou revendeur ? » Des étals trop riches et variés peuvent parfois alerter. Par exemple, un petit producteur de fromage de brebis proposera quelques variétés et non tout un étal avec une liste sans fin de fromages.

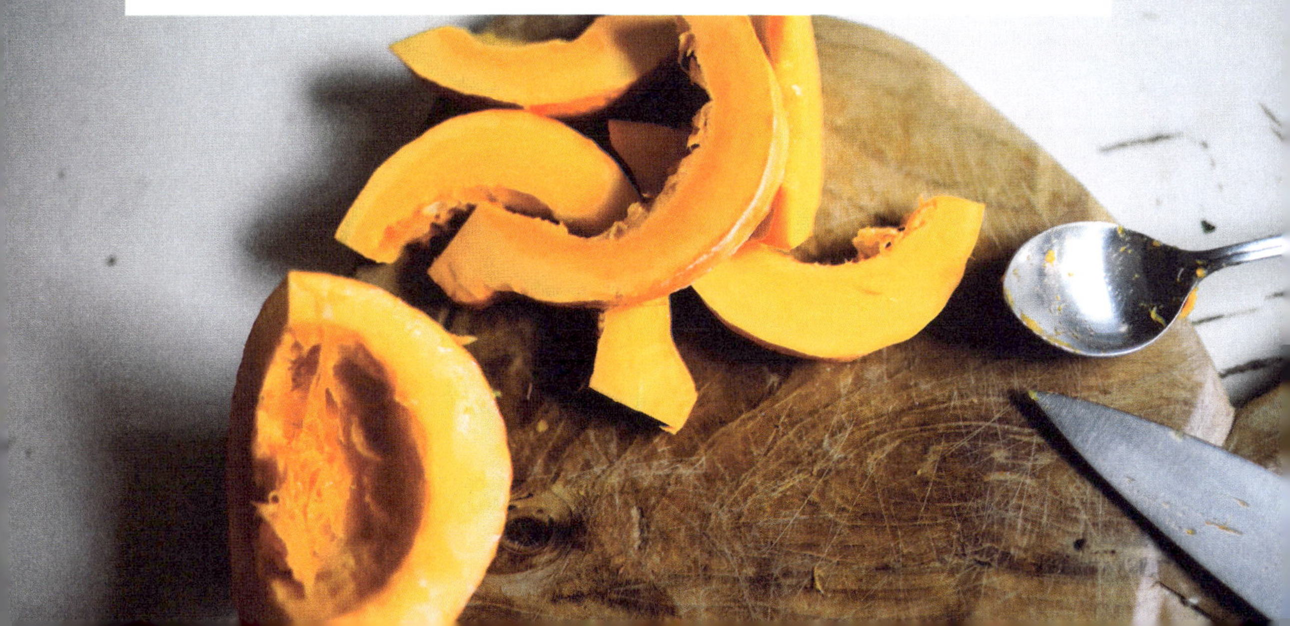

Introduction

Misez sur les produits bio

Je vous recommande de consommer au maximum, et si possible uniquement, des produits issus de l'agriculture biologique.

Si vous n'avez pas la possibilité de faire uniquement des achats bio, favorisez dans un premier temps les produits animaux (viande, œufs, poisson) et les produits laitiers (yaourts, fromages, lait...) puis les fruits et légumes, et ensuite des produits céréaliers et les huiles végétales.

Bien sûr, un produit bio n'est pas forcément bon pour l'équilibre alimentaire, votre santé, ou peu calorique. Souvenez-vous que les bonbons, les gâteaux et le pâté de campagne bio existent... **L'idée est de vous orienter vers des produits bruts bio.**

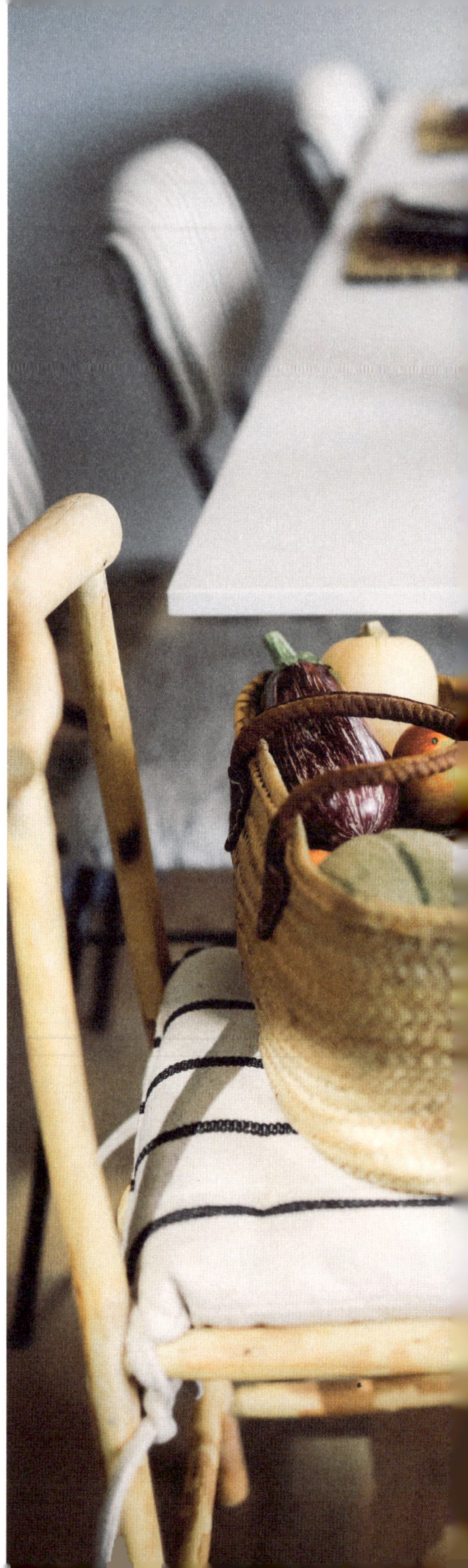

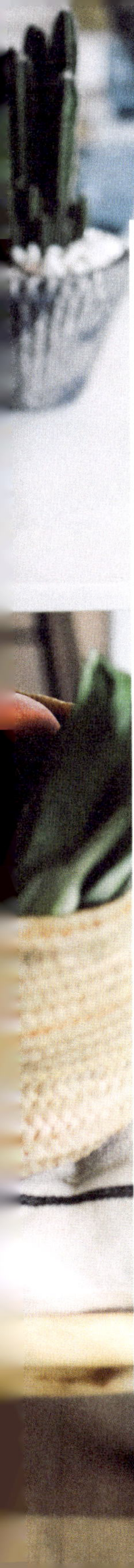

à
SAVOIR

LE « VRAI » ET LE « FAUX » BIO

Il existe deux logos pour reconnaître les produits biologiques : **la marque « AB » et le logo européen « Eurofeuille ».**

L'agriculture biologique (AB) est l'un des cinq signes officiels d'identification de la qualité et de l'origine des produits. Elle garantit une qualité attachée à un mode de production respectueux de l'environnement et du bien-être animal. Le recours à des produits chimiques de synthèse et à des OGM y est totalement interdit.

L'agriculture biologique est soumise à une réglementation européenne applicable par tous les États membres et complétée par des dispositions nationales. Les opérateurs de la filière bio sont **contrôlés au moins une fois par an par des organismes certificateurs agréés** et répondant à des critères d'indépendance, d'impartialité, d'efficacité et de compétence (Agrocert, Certipaq, Ecocert, Qualité France, SGS-ICS).

La marque AB identifie les produits d'origine agricole destinés à l'alimentation humaine ou à l'alimentation animale qui respectent, depuis le producteur jusqu'au consommateur, la réglementation et le contrôle bio tels qu'ils sont appliqués en France, ainsi que de fortes exigences de traçabilité.

Pour les produits animaux (viande, poisson, œufs, produits laitiers), la certification bio fait toute la différence sur le bien-être animal (en plus de la qualité du produit) : l'idée est d'**intervenir le moins possible dans la vie de l'animal** pour qu'il garde son mode « normal » de comportement, en lui épargnant toutefois la faim, la soif, la malnutrition, mais aussi la peur, la détresse, l'inconfort physique et climatique, la douleur, les blessures et les maladies. Qu'il puisse gambader librement à l'extérieur, bénéficier de la lumière du jour, manger sainement, bénéficier de soins naturels (sans hormones par exemple)... Vous aurez compris que la cause animale me tient particulièrement à cœur mais c'est, bien sûr, à chacun d'agir selon ses propres convictions.

Sachez aussi que « produits estampillés bio » ne veut pas forcément dire « produits 100 % purs », c'est-à-dire sans ajouts quelconques. Ainsi, 48 additifs sont autorisés dans l'agriculture biologique (contre 300 en agriculture conventionnelle), bien qu'ils restent principalement d'origine naturelle (seuls 4 sont produits par synthèse). On pense aux colorants, conservateurs, antioxydants, agents de texture, acidifiants ou additifs gazeux.

Dans le commerce, même sous le label bio, vous ne mangez donc pas des produits 100 % issus de la nature comme s'ils étaient récoltés par vous-même. À moins d'avoir votre propre jardin ou élevage, **l'idéal est donc de choisir des produits bio bruts et de les cuisiner à la maison.** Ainsi, vous saurez exactement de quoi sont composés vos plats !

Privilégiez les produits bruts

Si vous devez passer par la case « supermarché », rappelez-vous tout d'abord qu'il est essentiel de vous orienter vers des produits bruts. Qui dit produits bruts dit liste d'ingrédients extrêmement courte puisque je parle d'un seul ingrédient. Il s'agit de la meilleure manière de choisir ce que vous consommez réellement.

L'idéal est d'acheter des fruits, des légumes, des céréales complètes, des légumineuses, des huiles végétales, du poisson, des œufs, du tofu, de la viande, des oléagineux, du seitan, du tempeh... et de les cuisiner vous-même. Tout cuisinier sait ce qu'il met dans ses plats. Et de ce fait, aucune difficulté de décryptage d'étiquettes !

Produits animaux : viser la qualité

Concernant les viandes et volailles, pensez à favoriser les produits portant la mention « élevé en plein air » et idéalement bio (logo AB), ou au moins Label Rouge. Ne vous fiez pas aux jolies photos d'animaux dans une prairie, mais davantage aux labels ou, pour les œufs, au chiffre 0. Pour ces derniers, la catégorie 0 indique que les poules ont été élevées en plein air, nourries et soignées dans le respect de la charte de l'agriculture biologique.

Côté poissons, le type de pêche est inscrit obligatoirement sur les étiquettes : les produits d'élevage portent la mention « Élevé en + "Pays d'origine" », les produits sauvages portent la mention : « Pêché en + "Zone de pêche". » Concernant les poissons d'élevage, favorisez les filières avec un label de qualité (type Label Rouge) ou bio (AB) autant que possible. Cela vous permettra également de vous assurer que les animaux que vous consommez ont été élevés dans des conditions « correctes » (taille des installations, nourriture, soins...).

Décryptez les étiquettes

Les étiquettes des produits que nous achetons sont souvent complexes à décrypter ; volontairement ou non, les industriels ont tendance à ne pas nous faciliter la tâche ! Saviez-vous que sur une liste d'ingrédients, le premier aliment cité est celui qui est présent en plus grande quantité ? C'est un élément à prendre en compte. Évitez tous les produits qui affichent une liste d'ingrédients interminable, des additifs (type E338, E270...) ou encore du sucre (ou sirop de glucose, dextrose, sirop de riz, maltodextrine...) qui n'aurait pas lieu d'être dans un produit salé par exemple. Nombre d'entre vous ont aussi très souvent les yeux rivés sur le tableau de valeur nutritionnelle du produit, cependant déchiffrer ces valeurs est plus complexe qu'étudier une liste d'ingrédients. Préférez regarder cette dernière qui vous aidera bien plus. Orientez-vous vers **une liste d'ingrédients courte et rassurante,** avec des ingrédients que vous connaissez et que vous pourriez retrouver dans vos placards ou votre réfrigérateur.

Faites également attention aux allégations santé ou marketing qui peuvent vous induire en erreur. Méfiez-vous des produits présentant des messages (texte, nom de marque, image, etc.) qui affirment posséder des caractéristiques nutritionnelles particulières ou procurer des bénéfices en matière de santé. Mais également des allégations dites « nutritionnelles » qui affirment ou suggèrent que la présence, l'absence ou la quantité d'un nutriment dans un aliment lui confère des propriétés nutritionnelles bénéfiques : « riches en vitamine C », « sans matière grasse », etc. Par exemple, cette compote vous a attiré parce qu'elle est « allégée en sucre ». Mais une compote n'a pas à contenir de sucre ajouté, le fructose naturellement présent dans les fruits est suffisant pour lui apporter toute sa douceur ! Ces pâtes sont-elles 100 % à la farine complète ou avec 40 % de farine de lentilles et 60 % de farine de blé raffiné ? Ouvrez l'œil !

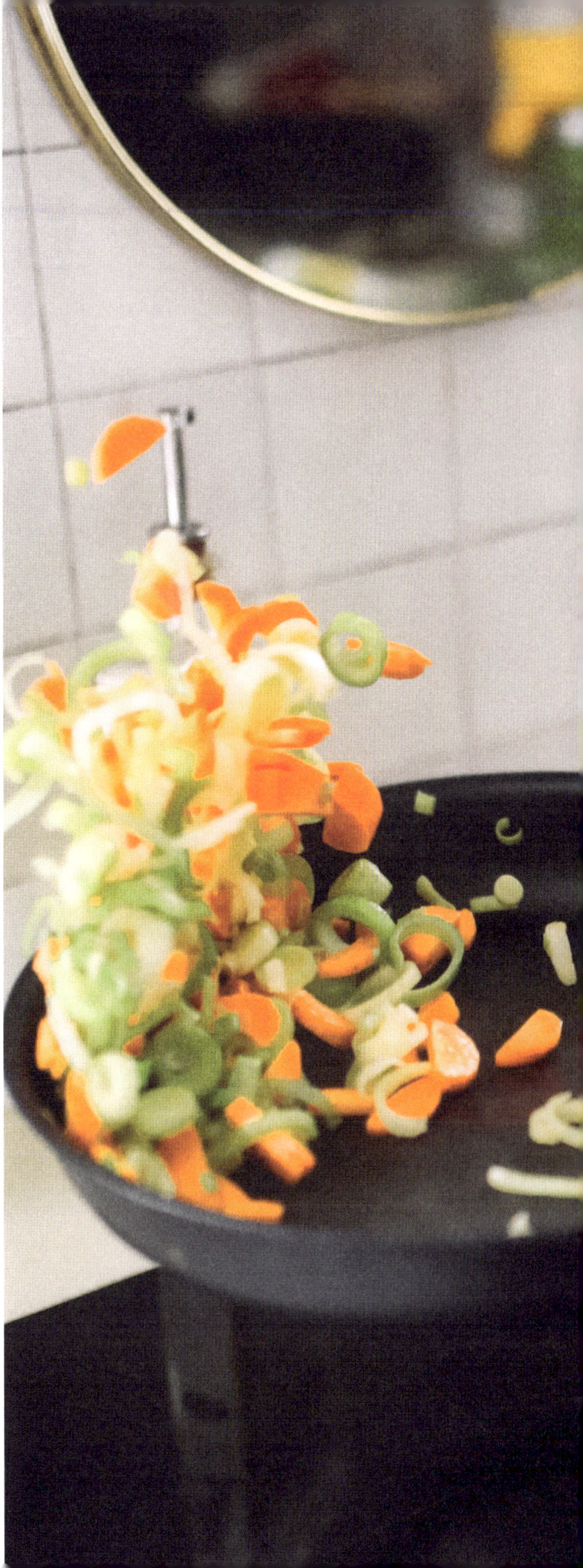

ZOOM sur

LE NUTRI-SCORE

Le Nutri-Score a vu le jour en 2017 en France. C'est le logo coloré que vous pouvez retrouver sur la face avant de certains produits, avec **cinq couleurs allant du vert (le mieux noté) au rouge (le moins bien noté) en passant par l'orange ; des lettres A (favorable) à E (non favorable)**.

L'objectif initial de ce logo est de vous guider sur la qualité nutritionnelle d'un produit. Malheureusement, ses critères de notation ne sont pas adaptés puisqu'ils ne prennent pas en compte l'index glycémique de l'aliment. Le degré de transformation, pourtant essentiel pour déduire la qualité nutritionnelle d'un produit, n'est pas, non plus, pris en compte.

Par ailleurs, il n'est pas possible d'analyser un aliment simplement avec quelques données isolées, considérées comme favorables (teneur en protéines, fibres...) ou défavorables (énergie, sucres simples, sodium...). Un aliment énergétique n'est pas forcément mauvais d'un point de vue nutritionnel, tout comme un produit riche en protéines n'est pas forcément bon. Au sein de chaque catégorie « de classement » qu'utilise le Nutri-Score, il peut donc exister des aliments « favorables » et « défavorables ».

Enfin, l'utilisation sur la base du volontariat par les différentes marques en fait un outil encore moins fiable.

Par exemple, les céréales pour enfant de certaines marques sont notées Nutri-Score A. Or ce sont des aliments ultra-transformés, inadaptés pour le petit-déjeuner et dans le cadre d'une alimentation équilibrée quotidienne. Elles sont riches en sucre et sirop de glucose, ont été enrichies de manière artificielle en vitamines et contiennent également des arômes. Vous y retrouverez aussi du carbonate de calcium, que vous n'auriez certainement pas ajouté dans votre bol de muesli ou sur vos tartines.

Les galettes de riz soufflées affichent également un Nutri-Score A. C'est pourtant un aliment avec un index glycémique élevé, du fait du procédé de fabrication pour souffler le riz (ou autres céréales).

À l'inverse, une huile végétale de qualité, comme une huile d'olive bio, de première pression à froid est notée C (et encore, le Nutri-Score a fait des ajustements puisqu'elle était auparavant notée D), alors qu'il s'agit d'un aliment de qualité, qui peut être consommé quotidiennement (simplement dans des quantités adaptées).

En résumé, selon le Nutri-Score, des céréales pour petit-déjeuner ultra-transformées seraient meilleures qu'une huile végétale brute de qualité. Mince alors ! En tant que diététicienne, je suis là pour vous rappeler que si l'huile végétale est recommandée quotidiennement dans vos assiettes, la consommation de ces céréales au quotidien est fortement déconseillée.

Ce Nutri-Score aurait pu être une bonne idée, mais finalement le mieux est de comprendre ce que vous achetez.

Sur
VOTRE LISTE
de COURSES

LES ALIMENTS QUOTIDIENS À IG BAS

J'encourage tout un chacun à revenir aux bases d'une alimentation simple. Et si vous faisiez vos courses en oubliant que les aliments ultra-transformés existent ? Bien sûr, il est parfois nécessaire, pour gagner du temps, d'acheter certains aliments transformés comme les pâtes, le pain, les protéines végétales, les purées d'oléagineux, etc. Mais il s'agit d'aliments simplement transformés et non *ultra-transformés*.

Pour vous simplifier la tâche, voici les aliments que vous pouvez consommer quotidiennement sans que cela nuise à votre glycémie :

- Fruits
- Légumes
- Protéines végétales ou animales
- Produits laitiers et alternatives végétales aux produits laitiers (nature)
- Céréales et farines complètes
- Légumineuses
- Pains complets ou à la farine intégrale, au levain
- Oléagineux et purées d'oléagineux

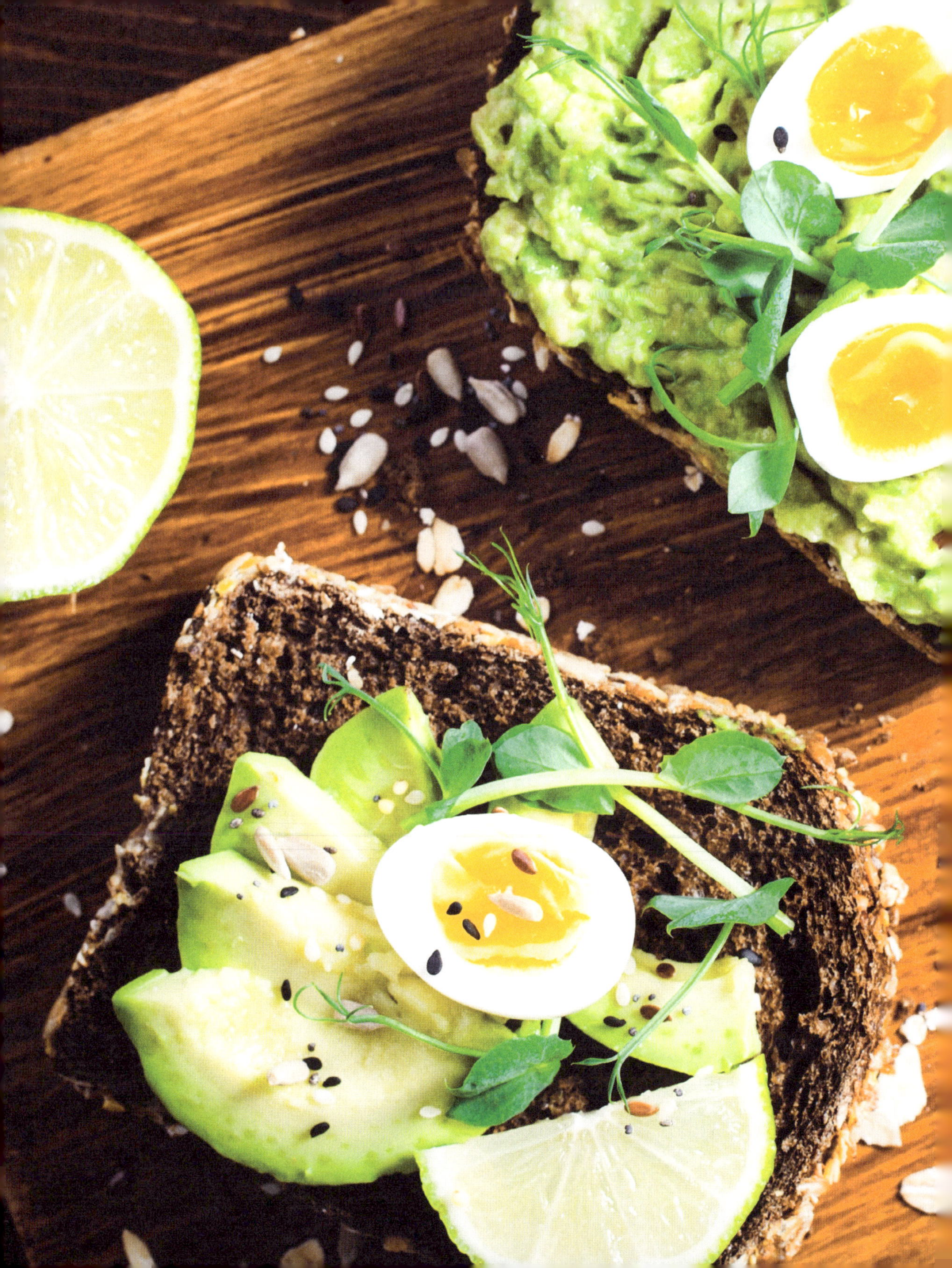

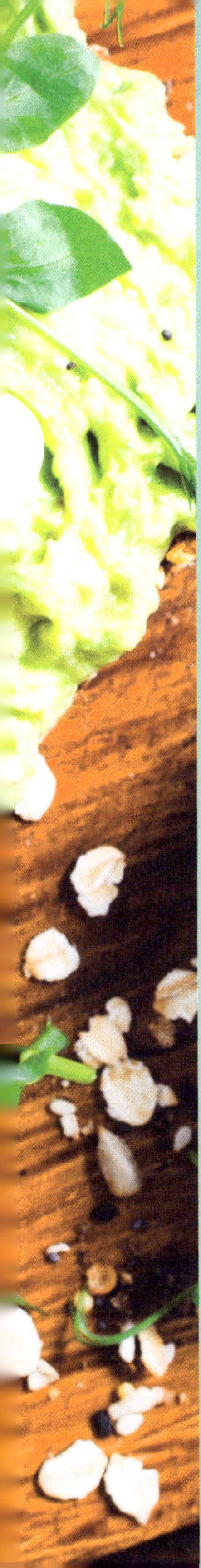

Semaine 1

JE BOOSTE MES PETITS-DÉJEUNERS

Votre petit-déjeuner est le premier repas de la journée après une nuit à jeun. Inutile de préciser qu'il est essentiel d'apporter à votre organisme les meilleurs nutriments qui soient, car ils auront un impact considérable sur votre matinée. Avec un petit-déjeuner équilibré à index glycémique bas, vous éviterez de nombreux désagréments (fatigue, fringales, tentations...). À vous la matinée productive, en pleine forme !

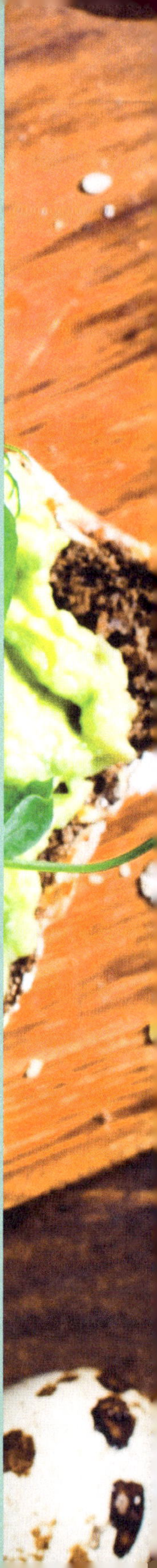

Semaine 1

LE PETIT-DÉJEUNER IDÉAL

Si vous considérez le petit-déjeuner comme un des repas clés de la journée, vous ne serez pas en reste avec ce que propose l'alimentation à index glycémique bas ! Certes, viennoiseries ou confiture ne feront pas partie du programme, mais de multiples saveurs sucrées ou salées sont à découvrir pour créer votre propre petit-déjeuner, gourmand et rassasiant, à prendre tranquillement au saut du lit, ou plus léger, à grignoter sur le pouce après la douche. Et pourquoi pas, aussi, le décaler sous forme de collation au bureau à la pause de 10 heures ?

Voici les composantes d'un petit-déjeuner équilibré :

- **un produit céréalier complet :** flocons d'avoine, pains complets au levain, pancakes, crêpes, gaufres aux farines complètes ;
- **un fruit** de saison ou surgelé brut ;
- **une portion d'oléagineux** (ou purée d'oléagineux) **ou graines** : amandes, noisettes, noix de cajou, noix de macadamia, noix du Brésil, noix de pécan, pignons de pin, graines de courge, graines de lin, graines de sésame, graines de pavot, graines de chia... ;
- **une protéine animale** (viande, poisson, œuf...) ou **végétale** (tofu, seitan, tempeh...) (facultatif, en fonction des besoins) ;
- **un produit laitier ou une alternative végétale** (facultatif, en fonction des goûts). Les produits laitiers et alternatives végétales aux produits laitiers entrent parfaitement dans le cadre d'une alimentation à index glycémique bas, sans pour autant être indispensables. Il faudra simplement bien les sélectionner, à savoir les acheter de qualité et nature.

Le pain et les céréales

Les céréales apportent de l'énergie sur la durée (à condition de les choisir complètes) et vous permettent ainsi d'être actif toute la journée tout en régulant votre sensation de faim.

Le pain

Est-il possible de consommer du pain dans le cadre d'une alimentation équilibrée à index glycémique bas ? La réponse est un grand oui ! Il faut simplement le sélectionner afin d'avoir un pain de qualité. Le pain fait partie de la catégorie des céréales ou féculents, au même titre que les pâtes, le riz, les pommes de terre, les lentilles, le millet, le petit épeautre, etc. C'est un groupe d'aliments indispensables dans l'équilibre alimentaire journalier.

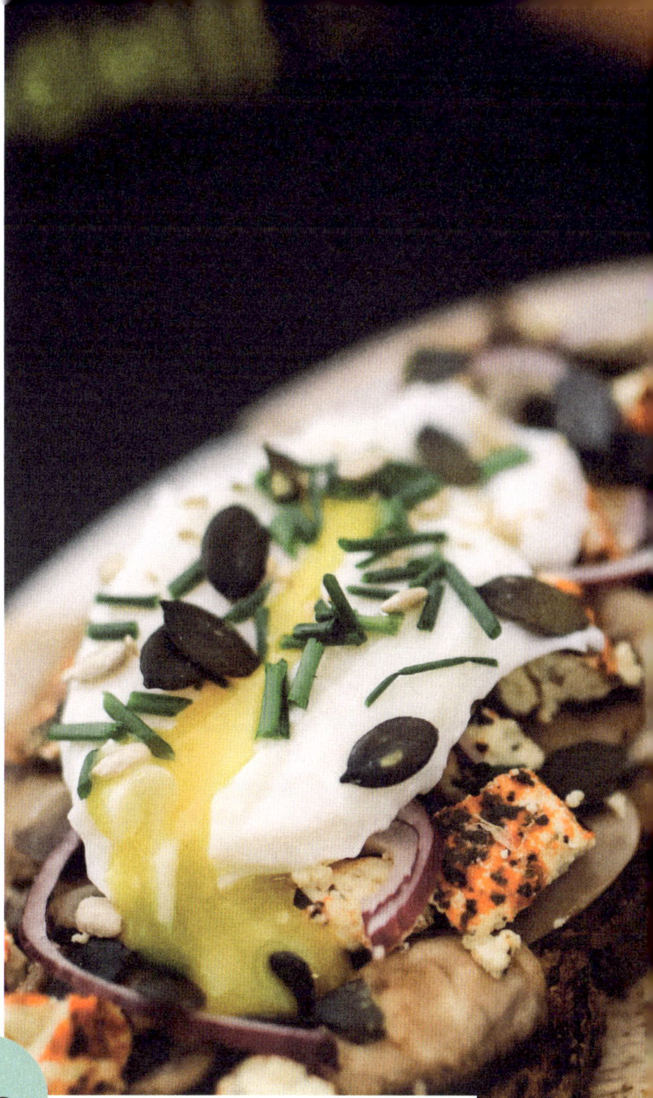

à SAVOIR

LES PAINS SPÉCIAUX

Les pains aux graines, fruits secs et oléagineux (noix, graines de tournesol, graines de courge, raisins secs, figues séchées, olives, graines de lin…) peuvent être intégrés dans votre alimentation, il faut simplement savoir qu'ils sont plus énergétiques qu'un pain complet « nature ». En fonction de vos objectifs et besoins, il s'agit d'un paramètre à prendre en compte.

Là aussi, soyez vigilant quant à la farine utilisée, qui est très souvent blanche. N'hésitez pas à poser la question à votre boulanger, idéalement elle devra être complète, mais une farine semi-complète pourra être une bonne alternative.

Semaine 1

Mon CONSEIL

BIEN CHOISIR SON PAIN

Pour bénéficier de ses bienfaits et de ses éléments nutritifs, il est primordial de choisir **un pain complet.** Les glucides complexes qu'il contient alors sont assimilés progressivement et permettent ainsi de réguler la glycémie. De ce fait, les consommer limite les envies de grignotage et les fringales et réduit la constitution de réserves adipeuses (l'insuline étant moins sollicitée).

Le pain blanc est donc à limiter au maximum. Il ne contient quasiment plus d'éléments nutritifs et, du fait de son index glycémique élevé, implique des variations de glycémie. Cela entraîne de nombreuses conséquences négatives comme les fringales, les envies de grignotage, la sollicitation excessive de l'insuline, le stockage adipeux, etc. Il en est de même pour **le pain de mie et les biscottes** (de manière générale tous **les pains longue conservation**), qui sont à fuir. Complets ou non, ils contiennent des matières grasses transformées, des sucres ajoutés ou encore des additifs et n'ont aucun intérêt nutritionnel.

Comme pour tous les produits à base de céréales complètes, il est également essentiel de choisir votre pain **bio**. En effet, c'est dans l'écorce de la céréale que se logent la majorité des pesticides et autres traitements si la céréale est traitée (issue de l'agriculture conventionnelle). Or, si dans les farines blanches l'écorce est retirée, elle est conservée dans les farines complètes. L'écorce de la céréale est une excellente source de fibres aussi bien recommandées pour le bien-être digestif que pour la satiété ou encore la régulation de la glycémie.

Il existe de nombreuses variétés de pains complets. Si le pain de blé complet (généralement appelé « pain complet ») est le plus connu et consommé, de nombreuses autres variétés existent en version complète (ou intégrale). Vous pouvez ainsi choisir entre **les pains d'épeautre, de petit épeautre, de sarrasin, de kamut (khorosan) ou encore de seigle.**

Je vous recommande pour ma part **le pain au levain.** Sa saveur et ses bienfaits sont incomparables par rapport aux pains levés à la levure ! D'ailleurs, le levain a été utilisé bien avant la levure pour faire monter la pâte à pain. La levure n'est arrivée qu'avec des objectifs d'optimisation, de vitesse de fabrication et de réduction des coûts. Autant d'arguments qui ne vont pas dans le sens des saveurs, du plaisir et des bienfaits nutritionnels. Le levain implique une fermentation lactique plus lente mais également plus digeste et permettant une meilleure assimilation. Un pain au levain sera également plus riche en micronutriments, avec un index glycémique plus bas. La saveur du pain ainsi que sa texture seront également bien plus goûteuses.

ZOOM sur

LA FARINE BLANCHE

Pour comprendre l'intérêt des céréales complètes, il est nécessaire de connaître le processus de fabrication des farines blanches également appelées « farines raffinées ».

Prenons l'exemple de la farine de blé. Pour obtenir de la farine de type 45, 55 ou 65 (farine blanche), on retire l'écorce qui enveloppe le grain de blé ainsi que le germe contenu dans la céréale.

- **Le germe de blé** contient une grande partie des bénéfices nutritionnels du blé tels que les vitamines (E, B1, B2, B3, B6 et B9) et les minéraux (zinc, magnésium, fer, phosphore et potassium). Il est également riche en phytostérols et en lutéine. Il faut savoir que le germe de blé est ensuite commercialisé à part, sous forme de complément alimentaire. Il est dommage de se supplémenter alors que vous pourriez bénéficier de la richesse nutritionnelle des céréales complètes dès le départ.
- **L'écorce,** également retirée, contient, quant à elle, une bonne source de fibres. Celles-ci ont de nombreuses vertus. Elles permettent d'apporter la satiété, participent au bien-être digestif avec un impact important sur le bon fonctionnement du transit (lutte contre la constipation) et sont impliquées dans la prévention des maladies cardiovasculaires (les fibres insolubles sont hypocholestérolémiantes). Les fibres ont également un rôle primordial dans la régulation de la glycémie puisqu'elles permettent de la stabiliser. Une glycémie stable permet d'éviter des pics glycémiques qui entraînent des chutes et ainsi des fringales… et donc généralement des grignotages. Une glycémie régulée a aussi un impact direct sur la sécrétion d'insuline qui est ainsi moins sollicitée, ce qui limitera le stockage des graisses (ou, à long terme, des pathologies comme le diabète de type 2).

Pour les produits complets, on parle ainsi d'index glycémique modéré à faible, contrairement aux produits blancs (raffinés) qui ont un index glycémique élevé.

Ce sont autant d'éléments qui vous permettent de comprendre pourquoi il est essentiel de choisir des produits céréaliers à base de farine complète (T130) ou intégrale (T150)[1], ou au moins semi-complète (T80 ou T110). La farine semi-complète est un très bon début pour une transition vers des produits complets ou des produits à base de farine intégrale. Une fois cette première transition faite, vous pourrez vous orienter vers des farines complètes de différentes céréales. Vous découvrirez ainsi de nouvelles saveurs avec des farines d'épeautre, de petit épeautre, de kamut, de châtaigne, de seigle, de sarrasin… sachant qu'il est possible de les mélanger.

Si vous souffrez de sensibilité ou d'intolérance au gluten, vous pouvez vous orienter vers des farines de riz, de quinoa, de sarrasin, de millet, d'amarante, de tapioca, de légumineuses, de manioc, de maïs… qui sont des farines issues de céréales ne contenant naturellement pas de gluten.

---

1. Dans la farine intégrale, le son est conservé, alors qu'il est en partie retiré dans la farine complète. Très peu raffinée, cette farine garde donc tous ses nutriments.

Semaine 1

Vous l'aurez compris, un pain de qualité s'intègre parfaitement dans l'équilibre alimentaire quotidien. La quantité est également importante et, pour cela, seule une diététicienne pourra calculer les portions qui vous conviennent. Elle est différente pour chacun en fonction des besoins.

Il ne vous reste plus qu'à varier vos repas avec des bruschettas, des avocado-toasts, des egg-toasts, des banana-toasts, des tartines de compote, et bien d'autres recettes avec du pain complet !

Les céréales spécial petit-déjeuner

Le muesli est un produit céréalier de qualité pour vos petits-déjeuners. Il faut simplement bien le sélectionner : à savoir sans sucre ajouté et idéalement issu de l'agriculture biologique. La mention « **sans sucre ajouté** » est dans la majorité des cas précisée sur la face avant du produit. Toutefois, il est également possible de lire la liste des ingrédients et de vérifier qu'il ne contient pas de sucres ou de sirops.

Le muesli peut contenir des flocons de différentes céréales (avoine, blé, maïs…), des fruits séchés ou encore des graines. Le mieux est de varier régulièrement les mélanges et, surtout, d'éviter les céréales soufflées et pétales de céréales, qui ont un index glycémique élevé. Sachez en effet que toute transformation de la céréale augmentera son index glycémique et diminuera donc son intérêt nutritionnel. C'est le cas des céréales petit-déjeuner vendues sous forme soufflée : corn-flakes, riz soufflé, céréales pour enfants…

Méfiez-vous également des aliments ultra-transformés et industriels dits « complets » tels que le pain de mie complet, les galettes de riz soufflé complètes, les céréales petit-déjeuner pour enfants au blé complet, etc. Toutes les grandes marques déclinent aujourd'hui leurs produits en version « complète », cependant, très souvent, il s'agit d'une infime partie de farine complète sur la totalité utilisée. Cela reste des produits industriels ultra-transformés, qu'il est déconseillé de consommer régulièrement.

Les produits laitiers

La recommandation du Programme national nutrition santé (PNNS) concernant les produits laitiers animaux a été revue à la baisse, passant ainsi de 4 produits laitiers par jour à 2 pour un adulte. Cela en dit long sur ces produits… malgré un puissant pouvoir des lobbies du lait. Ils ne seraient finalement pas si « indispensables » qu'on veut bien nous le faire croire !

Si vous souhaitez consommer du lait animal parce que vous adorez ça, il faudra simplement vous limiter à 2 portions maximum par jour et les choisir de qualité. Cela peut par exemple être :

- un yaourt et une portion de fromage (30 / 40 g),

ou

- un bol de lait (250 ml) et un fromage blanc.

Mon CONSEIL

BIEN CHOISIR SES YAOURTS…

… mais aussi ses fromages blancs, faisselles ou petits-suisses. On l'a vu : orientez-vous d'abord vers des produits **issus de l'agriculture biologique.** Et préférez-les **nature**. Vous pourrez ensuite les aromatiser vous-même à l'aide de cannelle, vanille en gousse ou en poudre, mélange d'épices à pain d'épices, cacao amer, coulis de fruits maison, dés de fruits frais ou fruits surgelés… Le goût et la valeur nutritionnelle n'en seront que meilleurs !

Je vous recommande d'éviter les produits laitiers aromatisés ou aux fruits, qu'ils soient 0 % ou non, « sans sucre » ou non (puisqu'ils contiennent alors des édulcorants). Les produits laitiers aromatisés et donc ultra-transformés contiennent souvent des additifs (épaississants, gélifiants, émulsifiants, colorants, conservateurs, édulcorants…). D'après la CLCV (Consommation, Logement, Cadre de vie ; Association nationale de défense des consommateurs et usagers), ils contiendraient en moyenne 2,3 additifs ! Une consommation régulière de ces derniers n'est donc pas recommandée sur le long terme d'un point de vue santé.

Il faut également savoir qu'en plus des additifs, de la gélatine d'origine porcine ou bovine peut être ajoutée dans un objectif d'amélioration de la texture. Sans le savoir, vous absorbez alors toutes sortes d'ingrédients que vous ne souhaiteriez pas forcément retrouver dans votre yaourt. Surtout lorsqu'on se rappelle qu'un yaourt nature contient normalement uniquement du lait (éventuellement de la poudre de lait) et des ferments lactiques.

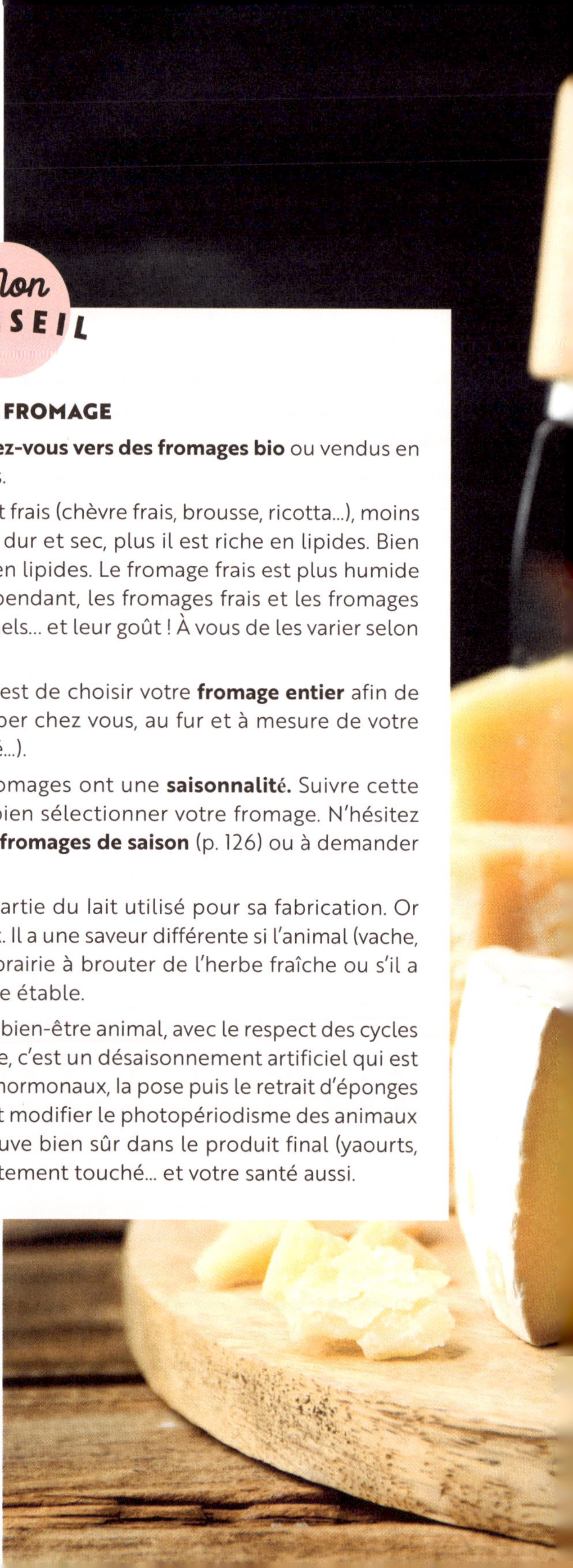

Mon CONSEIL

... ET SON FROMAGE

Pour choisir un fromage de qualité, **orientez-vous vers des fromages bio** ou vendus en fromagerie. Évitez les fromages industriels.

Sachez également que plus un fromage est frais (chèvre frais, brousse, ricotta...), moins il est gras. À l'inverse, plus un fromage est dur et sec, plus il est riche en lipides. Bien sûr, un fromage crémeux sera aussi riche en lipides. Le fromage frais est plus humide et contient entre 70 % et 80 % d'eau. Cependant, les fromages frais et les fromages secs ont chacun leurs avantages nutritionnels... et leur goût ! À vous de les varier selon votre plaisir gustatif.

Concernant les fromages râpés, le mieux est de choisir votre **fromage entier** afin de choisir un fromage de qualité et de le râper chez vous, au fur et à mesure de votre consommation (parmesan, gruyère, comté...).

Tout comme les fruits et légumes, les fromages ont une **saisonnalité.** Suivre cette dernière vous permettra également de bien sélectionner votre fromage. N'hésitez pas à vous reporter à mon **calendrier des fromages de saison** (p. 126) ou à demander conseil à votre fromager.

Le goût du fromage dépend en grande partie du lait utilisé pour sa fabrication. Or celui-ci est lié à l'alimentation des animaux. Il a une saveur différente si l'animal (vache, chèvre, brebis...) a passé ses journées en prairie à brouter de l'herbe fraîche ou s'il a été nourri au foin et aux granulés dans une étable.

La saisonnalité, c'est aussi une question de bien-être animal, avec le respect des cycles naturels des animaux. Dans le cas contraire, c'est un désaisonnement artificiel qui est imposé aux animaux avec des traitements hormonaux, la pose puis le retrait d'éponges vaginales, des traitements lumineux venant modifier le photopériodisme des animaux de manière artificielle. Et tout ça se retrouve bien sûr dans le produit final (yaourts, fromages, etc.) car le lait produit est directement touché... et votre santé aussi.

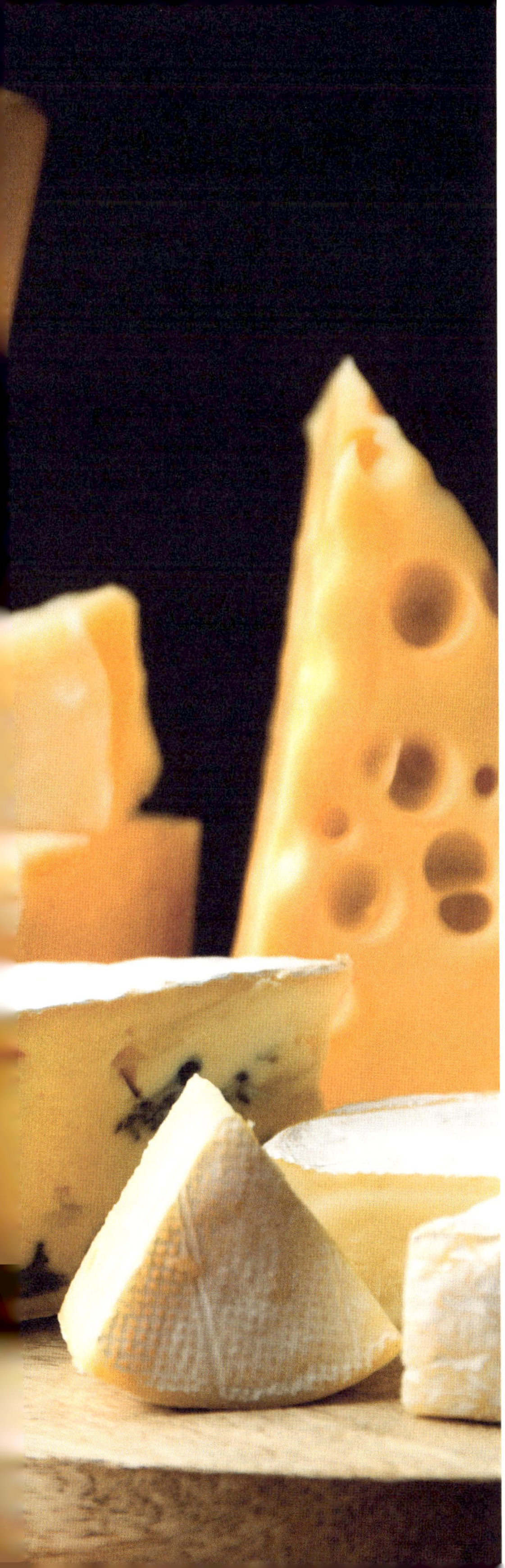

Les alternatives végétales

Si les produits laitiers ne vous attirent pas ou si vous les digérez mal, sachez que vous pouvez équilibrer votre alimentation avec d'autres aliments qui vous apporteront autant de protéines et de calcium. Et pour trouver des produits avec une texture proche, vous pouvez vous orienter vers des alternatives végétales.

Les boissons ou jus végétaux, yaourts végétaux, crèmes végétales et « fauxmages » (fromage végétal) peuvent être une excellente alternative aux laits, yaourts et fromages à base de laits animaux. Toutefois, il convient de ne pas les classer dans la catégorie « produits laitiers » car ils n'ont pas les mêmes valeurs nutritionnelles et sont pauvres en protéines et en calcium.

D'un point de vue nutritionnel, les alternatives végétales puisent toute leur force dans la quantité d'acides gras saturés qu'elles contiennent : cette dernière est très faible (contrairement aux produits animaux) et cela est donc un très bon point pour votre santé cardiovasculaire. Les personnes intolérantes ou sensibles au lactose mais aussi ceux et celles qui souhaitent apporter de la variété nutritionnelle dans leur alimentation et varier leurs menus pourront aussi se tourner vers cette option. C'est également très souvent le choix des personnes ayant une alimentation végétarienne ou végane.

Pour suivre la recommandation du PNNS qui préconise un maximum de 2 produits laitiers animaux par jour, il est donc possible d'alterner produits laitiers animaux et versions végétales. L'essentiel est d'être vigilant à l'achat car tous les jus ou boissons, yaourts, crèmes et fromages végétaux ne se valent pas.

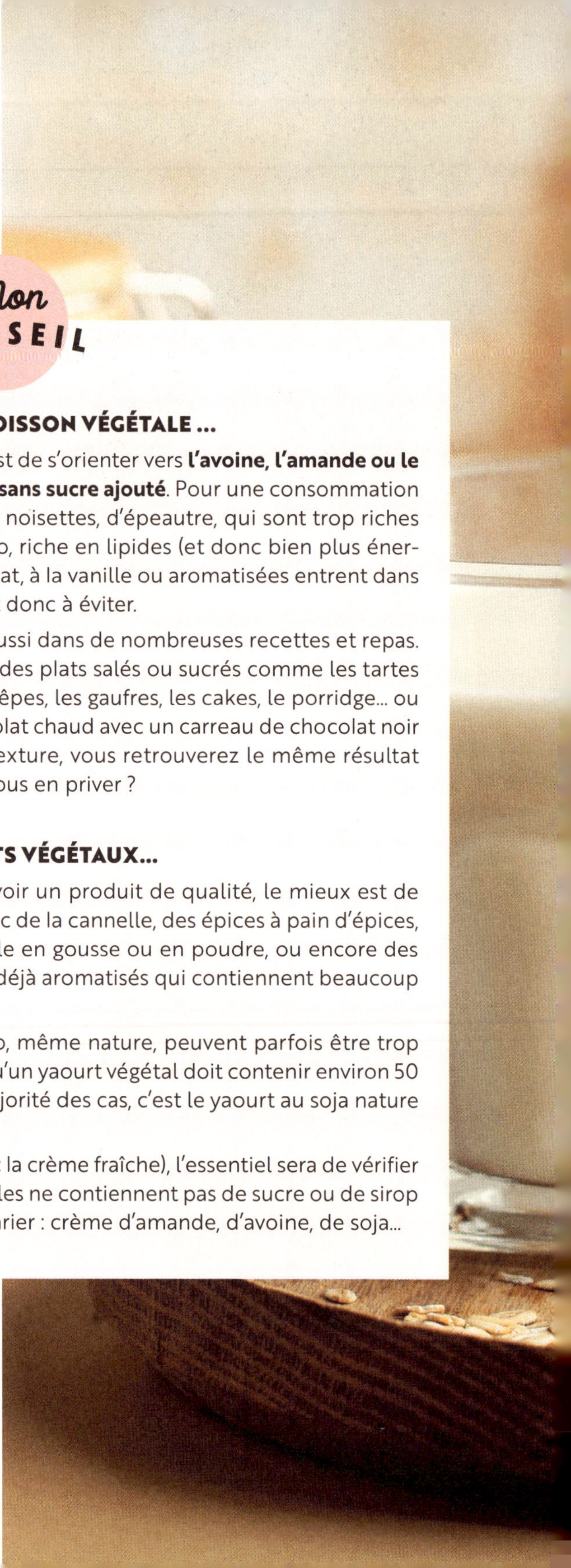

Mon CONSEIL

BIEN CHOISIR SA BOISSON VÉGÉTALE ...

Pour les boissons ou jus végétaux, l'idéal est de s'orienter vers **l'avoine, l'amande ou le soja**. Il est important de les choisir nature, **sans sucre ajouté**. Pour une consommation quotidienne, évitez les boissons de riz, de noisettes, d'épeautre, qui sont trop riches en sucres rapides, ou encore celle de coco, riche en lipides (et donc bien plus énergétique). Les boissons végétales au chocolat, à la vanille ou aromatisées entrent dans la catégorie des boissons sucrées... et sont donc à éviter.

Les boissons ou jus végétaux s'intègrent aussi dans de nombreuses recettes et repas. Dans vos gâteaux maison mais aussi dans des plats salés ou sucrés comme les tartes (pour l'appareil à flan), les pancakes, les crêpes, les gaufres, les cakes, le porridge... ou comme gourmandise sous forme de chocolat chaud avec un carreau de chocolat noir fondu ou du cacao amer. En termes de texture, vous retrouverez le même résultat qu'avec un lait de vache, alors pourquoi vous en priver ?

... SES YAOURTS VÉGÉTAUX...

Concernant les yaourts végétaux, pour avoir un produit de qualité, le mieux est de les choisir **nature** et de les agrémenter avec de la cannelle, des épices à pain d'épices, du cacao sans sucre ajouté ou de la vanille en gousse ou en poudre, ou encore des fruits frais ou surgelés. Évitez les produits déjà aromatisés qui contiennent beaucoup de sucres et d'additifs.

Soyez vigilant : les yaourts à base de coco, même nature, peuvent parfois être trop riches (teneur élevée en lipides) : sachez qu'un yaourt végétal doit contenir environ 50 calories pour 100 g de produit. Dans la majorité des cas, c'est le yaourt au soja nature qui respectera le mieux cette donnée.

Pour les **crèmes végétales** (pour varier avec la crème fraîche), l'essentiel sera de vérifier la liste d'ingrédients et de veiller à ce qu'elles ne contiennent pas de sucre ou de sirop (de blé, d'agave...). L'idéal est là aussi de varier : crème d'amande, d'avoine, de soja...

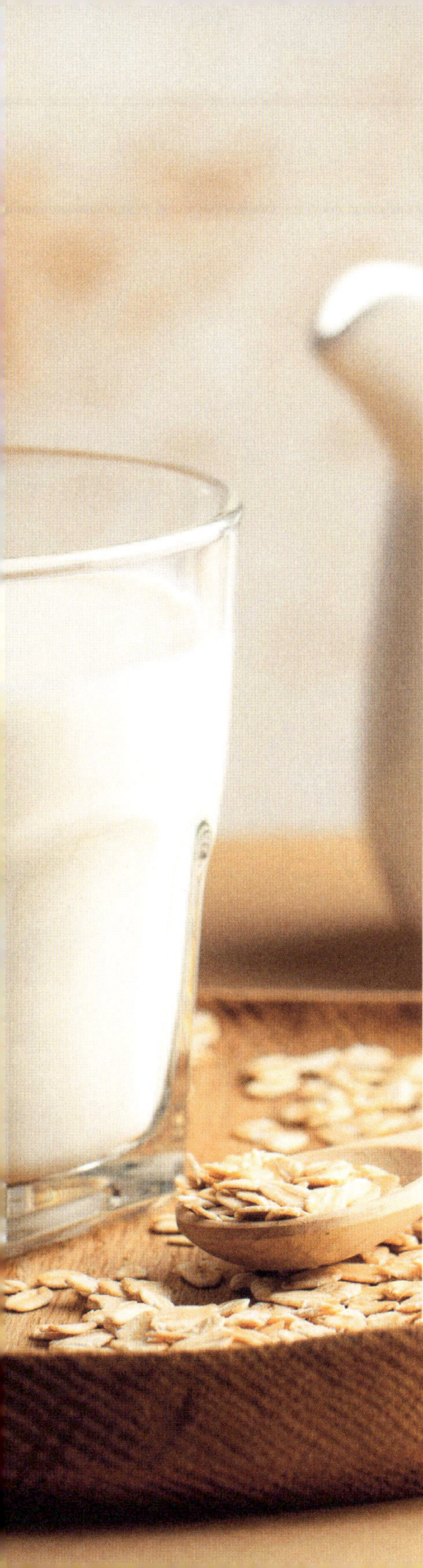

Mon CONSEIL

… ET SON FAUXMAGE

Avec une texture et un goût proches du fromage, les fromages végétaux ne contiennent pas de lait animal mais sont uniquement constitués d'ingrédients végétaux, le plus souvent d'oléagineux tels que les noix de cajou, de boisson végétale (amande, noix de coco…) et de ferments. Ils peuvent également contenir des herbes aromatiques et les fauxmages type feta seront, quant à eux, préparés sur une base de tofu et tofu lactofermenté.

Bien que désignés comme « fromages », ces produits présentent des apports nutritionnels différents. Ils contiennent certes un peu moins de protéines (provenant des oléagineux qui sont utilisés pour leur fabrication) mais également **moins d'acides gras saturés**, ce qui est très positif pour votre santé. Les fauxmages contiennent également une portion de glucides que nous ne retrouvons pas dans le fromage animal.

Il est tout à fait possible de remplacer votre portion de fromage habituel par du fromage végétal, dans les mêmes quantités (30 à 40 g).

Comme pour tous les produits, il est très important de bien le choisir car l'offre s'agrandit chaque année en rayons. Vérifiez la liste des ingrédients, l'idéal étant qu'elle soit la plus courte possible, avec des noms que vous connaissez. Les ingrédients doivent principalement être **des oléagineux et boissons ou jus d'oléagineux, du soja ou tofu, des ferments et du sel**. Des herbes et épices peuvent être ajoutées.

Aujourd'hui, il existe des copies bluffantes de fromages à pâtes dures ou molles : bleu, camembert, fromage frais ou encore chèvre… Essayez !

Semaine 1

UNE SEMAINE DE PETITS-DÉJEUNERS À IG BAS

Lundi

PANCAKES AU KIWI ET AU KAKI

Ingrédients pour 3 pancakes

- 70 ml de boisson d'amande sans sucre ajouté (ou une autre boisson végétale)
- ¼ sachet de levure chimique (ou poudre à lever)
- 40 g de farine complète (blé / épeautre / sarrasin, etc. ou flocons d'avoine)
- Cannelle ou fleur d'oranger
- Huile végétale neutre
- ½ kaki
- 1 kiwi
- Purée d'amande sans sucre ajouté

1. Versez dans un saladier la boisson végétale, la levure et la farine. Vous pouvez parfumer la pâte avec de la cannelle ou de la fleur d'oranger.
2. Mélangez jusqu'à obtenir une pâte homogène.
3. Faites chauffer une poêle avec un peu d'huile végétale et cuisez vos pancakes.
4. Accompagnez du kiwi et du kaki coupés en tranches, et de la purée d'amande.

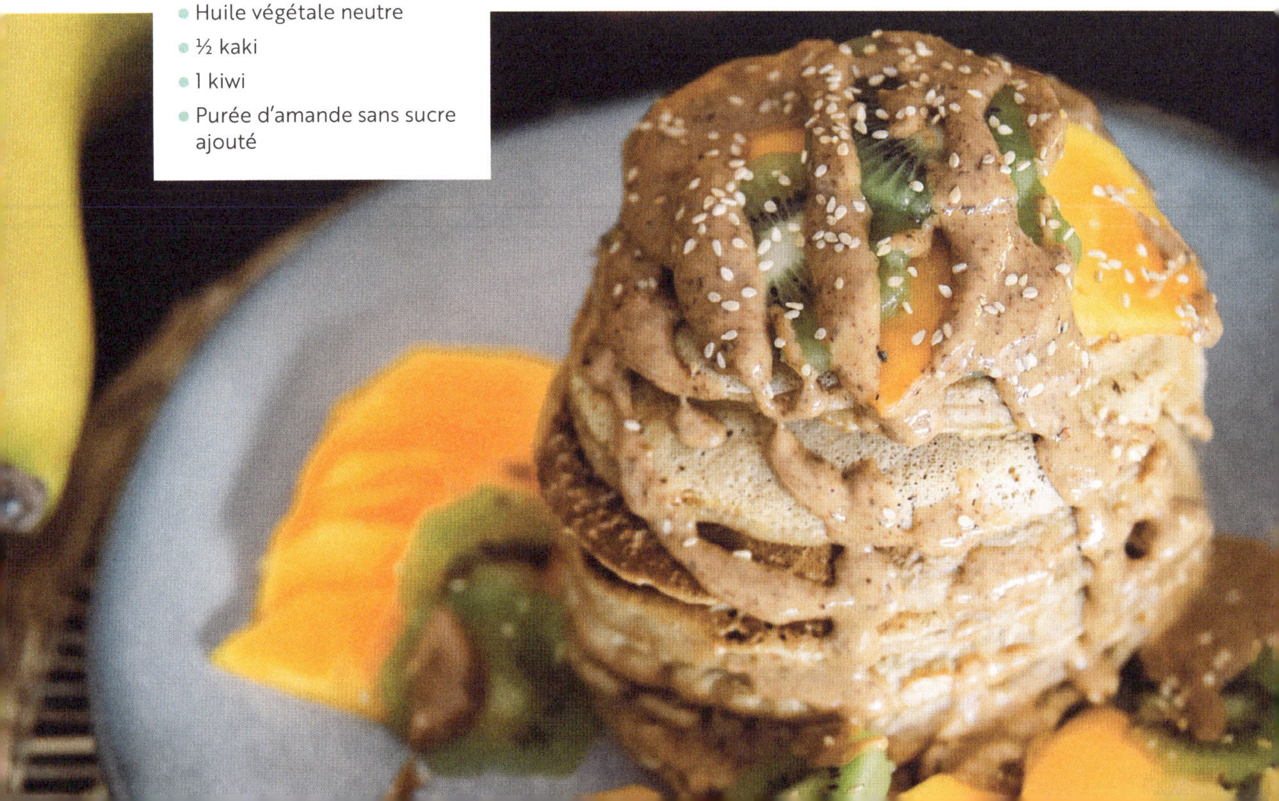

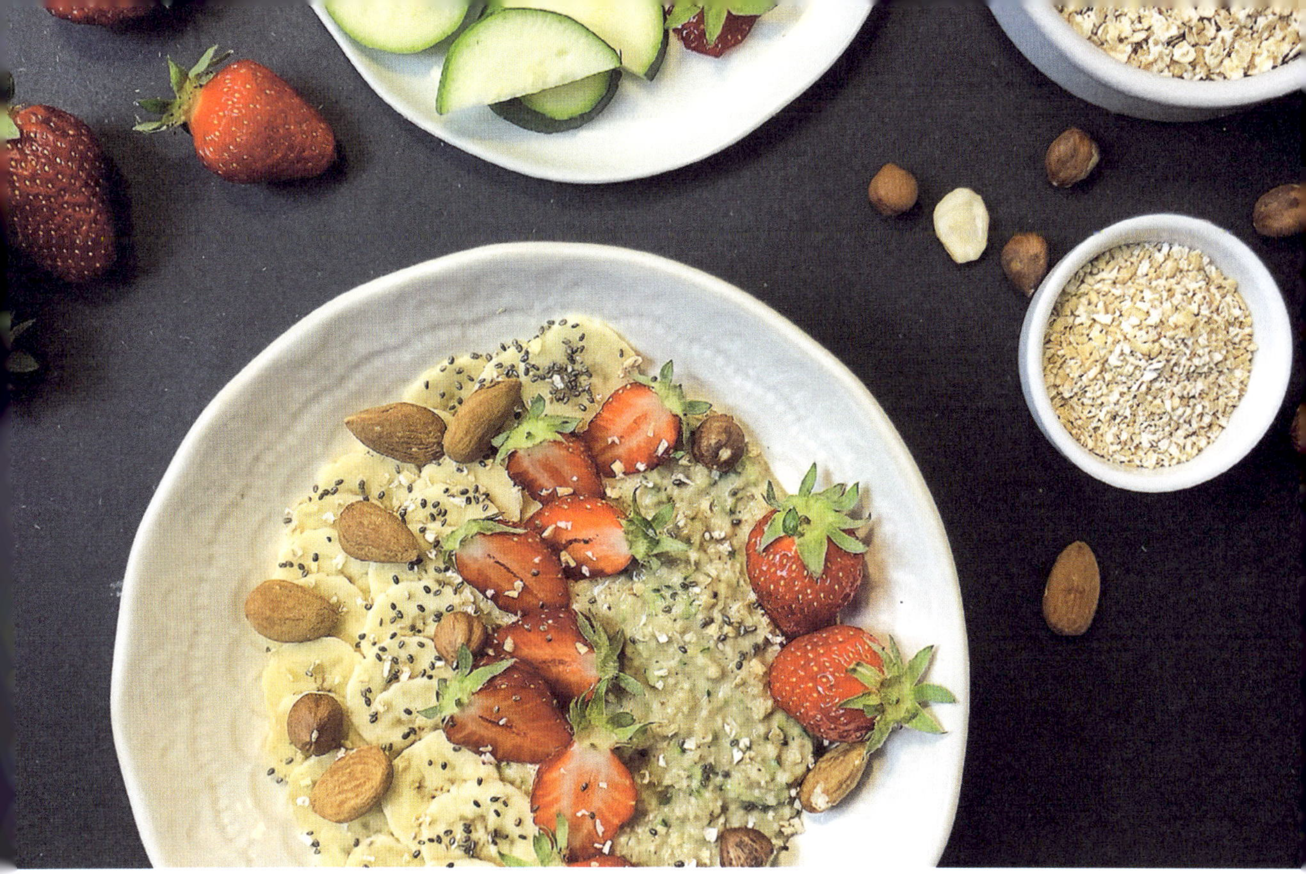

Mardi

PORRIDGE À LA COURGETTE OU « ZOATS »

Ingrédients

- 50 g de courgette
- 50 g de flocons d'avoine complets petits
- 10 g de son d'avoine
- 150 ml de boisson d'avoine sans sucre ajouté
- Cannelle ou extrait d'amande amère ou vanille (gousse ou poudre)
- Fruits frais de saison

1. Râpez finement environ 50 g de courgette.
2. Dans une casserole, mélangez votre courgette avec les flocons d'avoine, le son d'avoine (qui permet d'avoir une texture plus onctueuse) et la boisson d'avoine. Vous pouvez parfumer votre porridge avec de la cannelle, de l'extrait d'amande amère ou de la vanille.
3. Faites gonfler les flocons d'avoine à feu doux en mélangeant régulièrement, et retirez du feu tant que c'est encore un peu liquide.
4. Vous pouvez déguster votre porridge chaud en ajoutant des fruits frais de saison ou le placer au réfrigérateur pour la nuit et le consommer froid le lendemain. (N'hésitez pas à ajouter une goutte de boisson végétale ou d'eau pour le délayer un peu le lendemain matin.)

ZOOM Nutrition

- **Le kaki**, dans le cadre d'une alimentation équilibrée, est une bonne source de provitamine A (renouvellement des tissus, vision, système immunitaire) et de potassium.
- **Le kiwi** contribue très largement à couvrir les besoins journaliers en vitamine C. Les différentes vitamines qu'il contient (C, E, K) ainsi que les caroténoïdes, les folates, le potassium, les fibres et autres composés phytochimiques protecteurs aident au renforcement du système immunitaire.
- **La courgette** contient des caroténoïdes (lutéine, zéaxanthine, bêta-carotène), de la vitamine C ainsi que de la rutine. Dans le cadre d'une alimentation équilibrée, ces composés ont une action antioxydante et anti-inflammatoire.
- **Le son d'avoine** est une très bonne source de fibres. Il est fabriqué à partir de la couche externe du grain (enveloppe fibreuse qui protège le grain), riche en fibres. Il a un bon pouvoir satiétogène, une assimilation lente et, comme tous les aliments riches en fibres, il permet une bonne régulation de la glycémie.
- **La boisson végétale** à base d'avoine permettra de vous hydrater (puisqu'il s'agit d'un mélange d'eau et d'avoine). Elle a également l'avantage d'être pauvre en acides gras saturés en comparaison des laits animaux. L'idéal est de la sélectionner sans sucre ajouté.

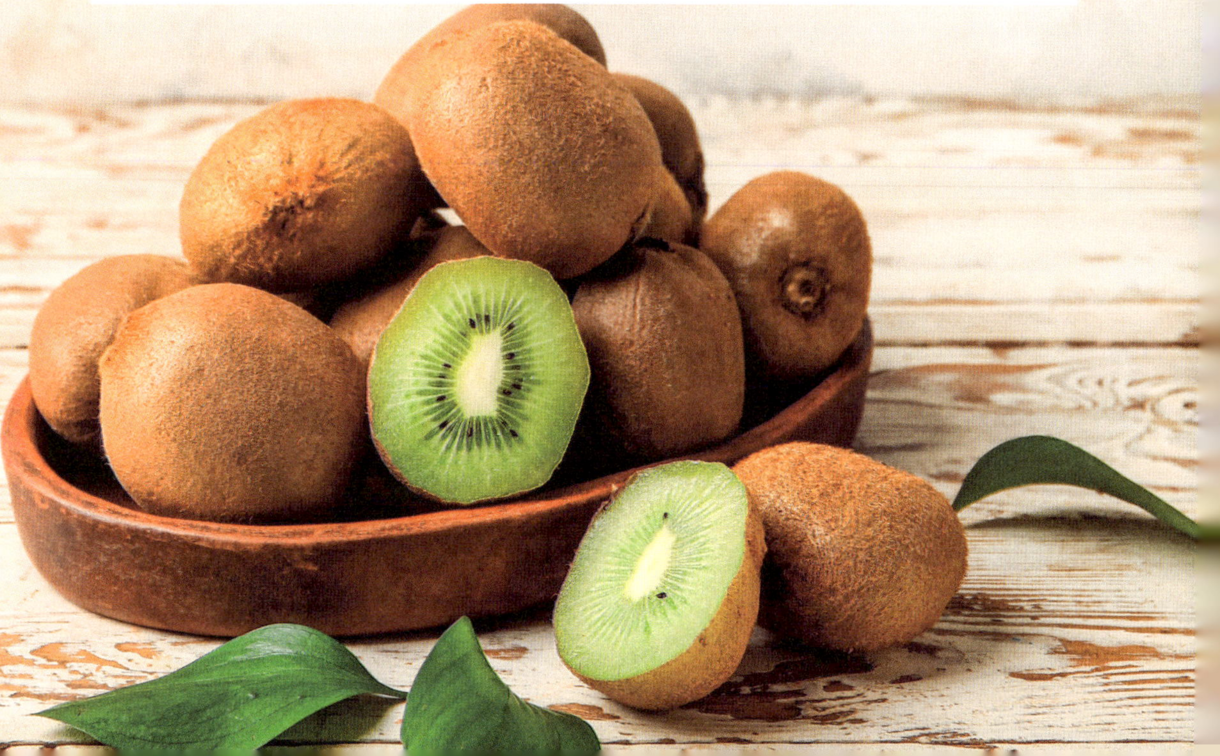

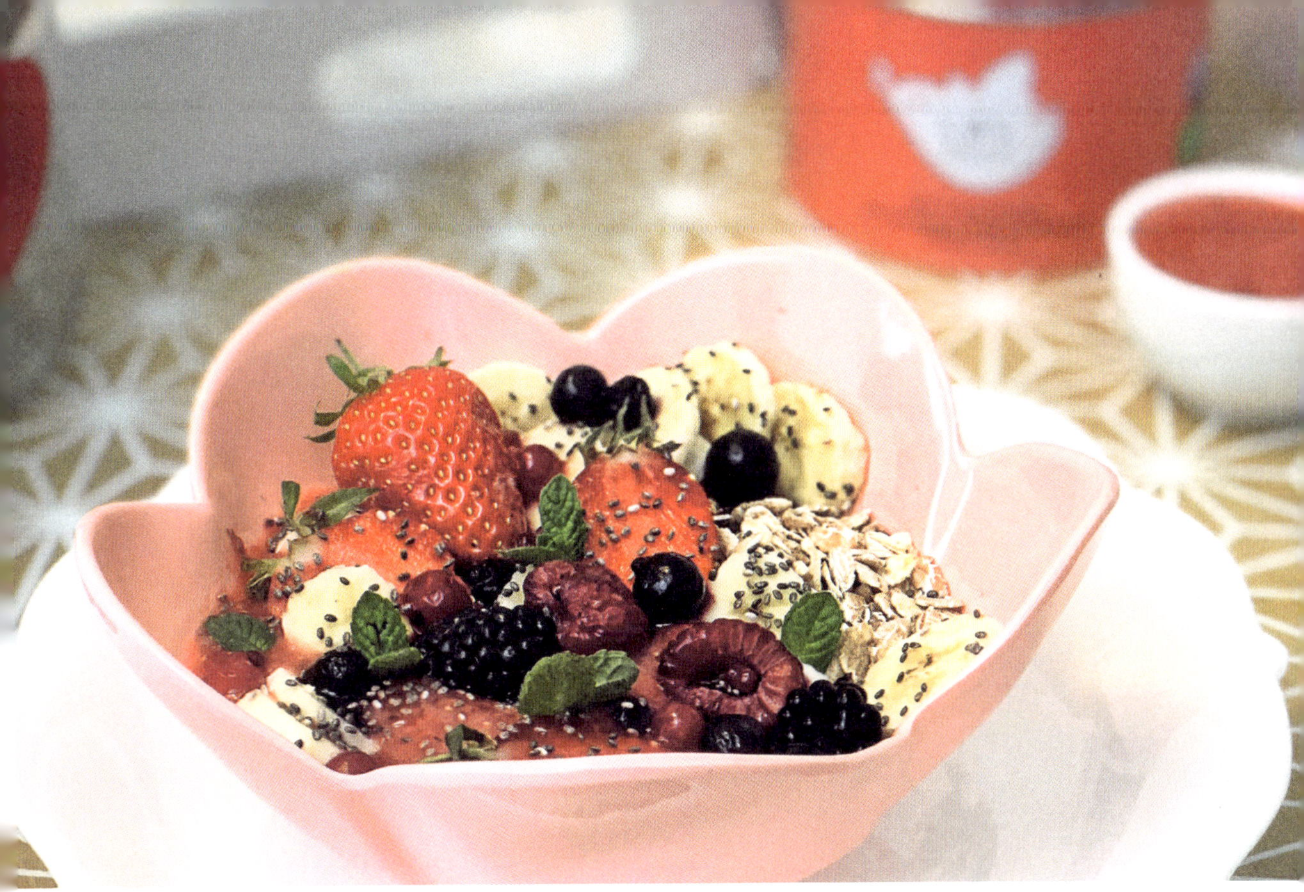

Mercredi

MUESLI À LA BANANE ET COULIS DE FRAISE

Ingrédients

- 50 g de fraises
- Menthe fraîche
- 100 g de fromage blanc nature ou yaourt au soja nature
- 60 g de muesli sans sucre ajouté
- 100 g de banane
- Graines de chia
- Fruits rouges surgelés

1. Placez dans un saladier les fraises et quelques feuilles de menthe fraîche. Mixez le tout avec un mixeur plongeant ou un robot ou blender.
2. Dans un bol, déposez votre portion de yaourt au soja ou fromage blanc. Ajoutez-y le coulis menthe et fraises, votre portion de muesli et la banane coupée en lamelles.
3. Complétez avec quelques graines de chia et fruits rouges.

Jeudi

TARTINES DE BANANE ET PURÉE D'AMANDE

Ingrédients

- Pain complet au levain (épeautre, petit épeautre, kamut, seigle...)
- Purée d'amande complète sans sucre ajouté
- Banane
- Graines de chia

1. Coupez votre portion de pain complet en tranches ou décongelez une ou plusieurs tranches au grille-pain s'il s'agit de pain congelé.
2. Tartinez-les de purée d'amande complète.
3. Disposez votre portion de banane coupée en rondelles sur le pain.
4. Parsemez de quelques graines de chia.

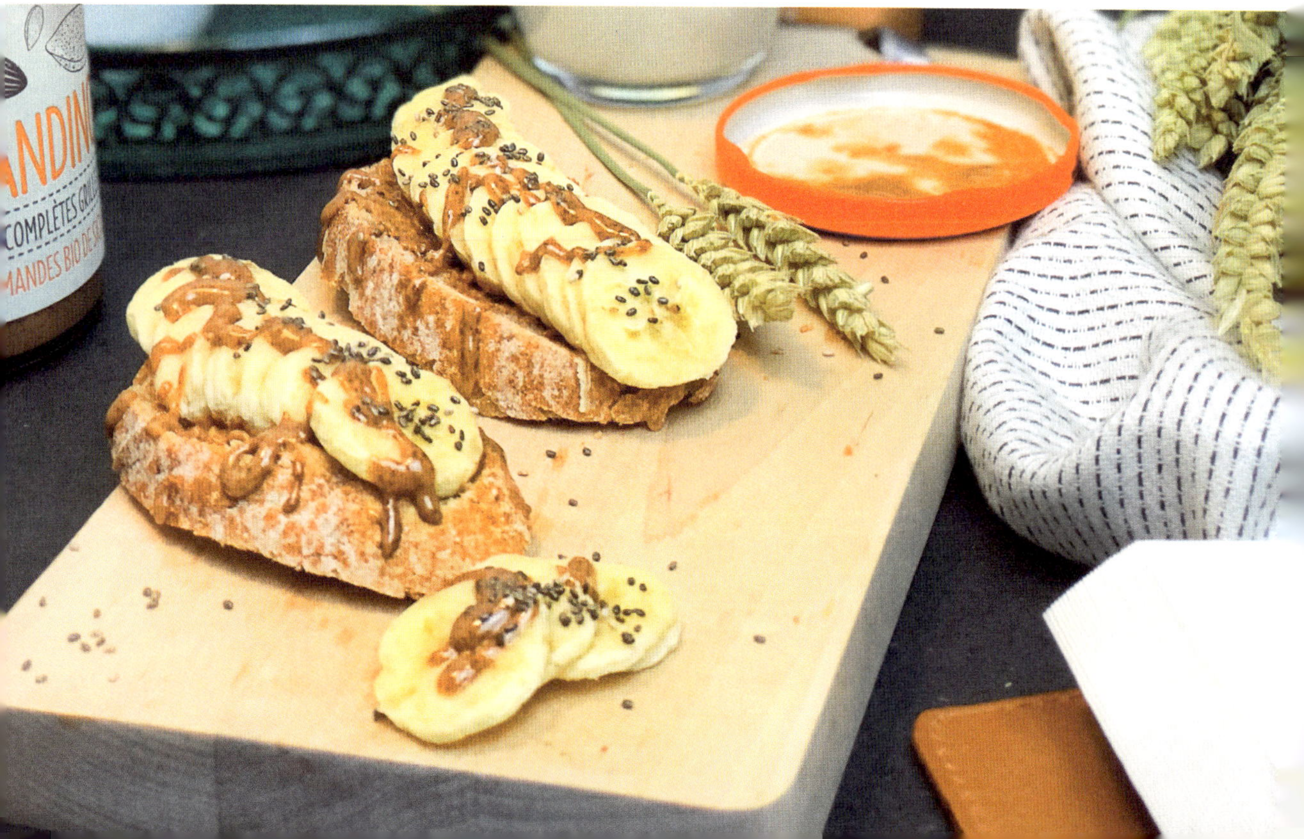

ZOOM Nutrition

- **Les fraises** participent largement à la couverture des besoins journaliers en vitamine C. Elles ont également une bonne densité minérale.
- **Les graines de chia** sont une bonne source d'oméga 3, à condition de les moudre avant utilisation. Elles sont également source de fibres et calcium.
- **La banane** est un fruit antioxydant par sa richesse en vitamine C et dopamine. En plus d'être rassasiante (riche en glucides), elle a l'avantage d'être une alliée pour vos séances de sport puisqu'elle est source de vitamines B ainsi que de potassium et magnésium, importants dans la contraction musculaire. L'idéal est de ne pas dépasser une banane par jour et de les sélectionner bio.

Semaine 1

Vendredi

BOWL CAKE MANGUE-CHOCOLAT

Ingrédients

- 80 g de compote pomme-mangue sans sucre ajouté
- 30 g de flocons d'avoine complets
- 10 g de farine complète
- ½ cuillérée à café de levure chimique (ou poudre à lever)
- 10 g de poudre d'amande
- 3 cuillérées à soupe de boisson végétale sans sucre ajouté (avoine, amande, soja)
- 1 carré de chocolat noir (80 % de cacao)

1. Placez dans un bol la compote, les flocons d'avoine, la farine complète, la levure, la poudre d'amande et la boisson végétale.
2. Mélangez le tout puis mettez votre bol au micro-ondes pendant environ 3 minutes (à adapter selon votre appareil). Vous pouvez également le cuire pendant 15-20 minutes au four préalablement chauffé à 180 °C.
3. Après cuisson, retournez le contenu du bol dans une assiette. Ajoutez sur le dessus un carré de chocolat et laissez-le fondre.

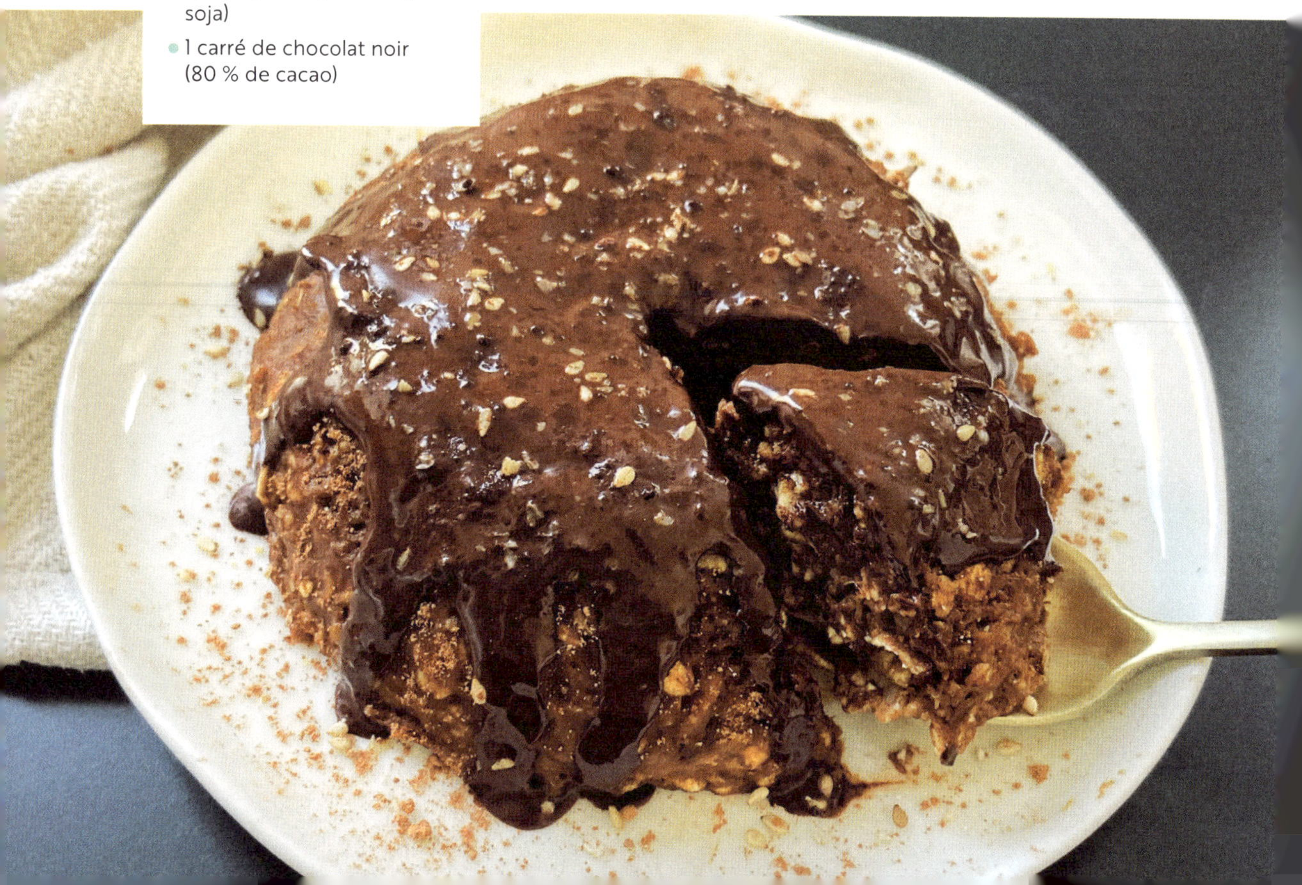

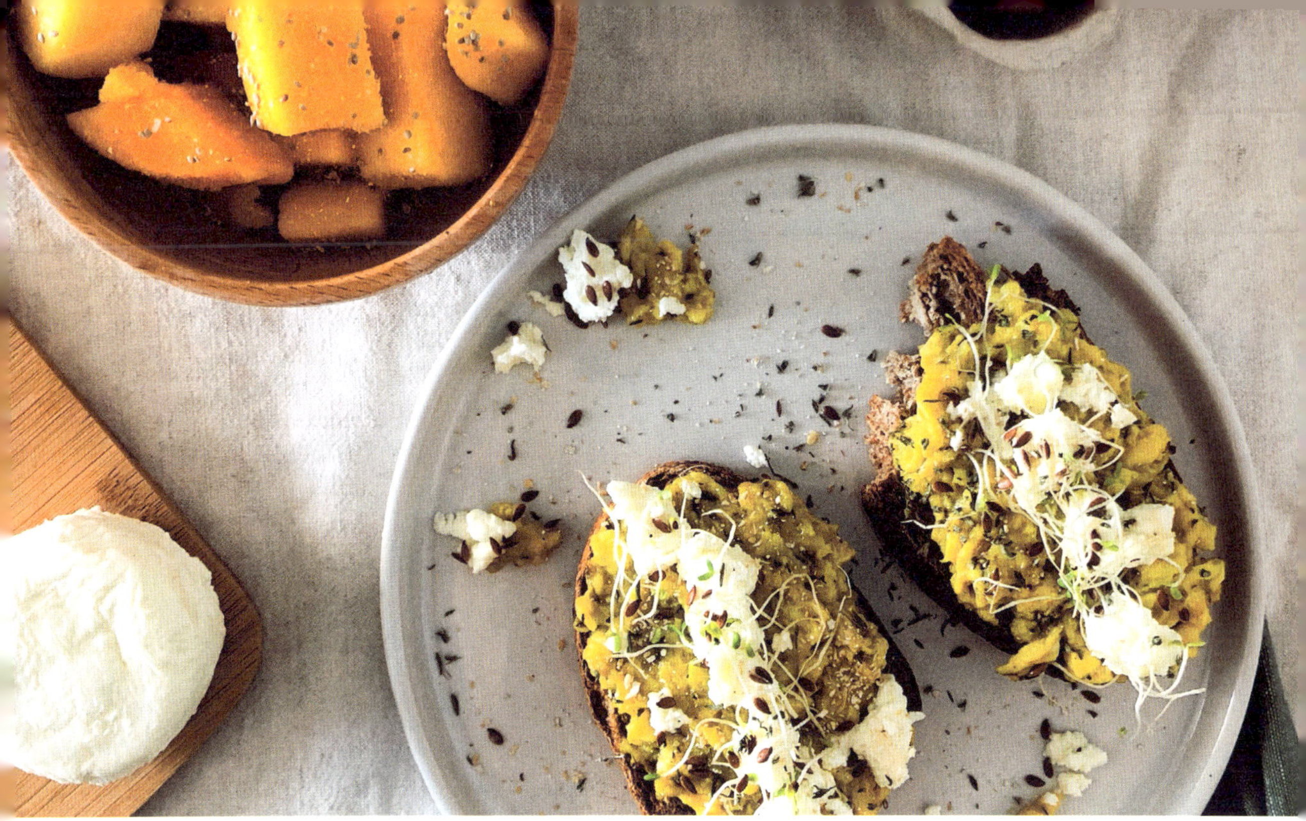

Samedi

EGGS TOASTS AUX HERBES ET FROMAGE FRAIS

Ingrédients

- 2 œufs
- Sel
- Herbes de Provence
- Pain complet au levain (épeautre, petit épeautre, kamut, seigle...)
- Fromage frais de saison de votre choix (chèvre, ricotta, féta...)
- Graines germées
- Graines de lin
- Fruits frais de saison de votre choix

1. Dans un bol, placez vos œufs, un peu de sel et d'herbes de Provence, et battez-les à la fourchette.
2. Faites cuire la préparation dans une poêle, à feu doux, en mélangeant en continu à l'aide d'une spatule. Retirez du feu avant que les œufs ne soient complètement cuits et continuez à mélanger.
3. Faites griller des tartines de pain complet.
4. Dans une assiette, disposez les œufs brouillés sur les tranches de pain, puis placez sur le dessus le fromage frais, et quelques graines germées et graines de lin.
5. Accompagnez vos toasts de fruits frais de saison.

ZOOM Nutrition

- Veillez à choisir une **compote pomme-mangue** sans sucre ajouté si elle est issue du commerce. Si vous la cuisinez maison, sachez qu'il ne sera pas utile d'ajouter du sucre (comme dans toutes les compotes maison), le sucre naturel issu des fruits étant suffisant pour lui apporter toute sa douceur. La compote de fruits peut représenter une portion de fruit par jour sur vos 3 à 4 portions nécessaires. Le reste devant idéalement être consommé sous forme crue.
- **Les flocons d'avoine** complets améliorent le bien-être digestif, par la quantité de fibres qu'ils contiennent, dont les bêta-glucanes qui participent également à la régulation de la glycémie. Les flocons d'avoine sont satiétogènes.
- **La poudre d'amande** est une source d'oméga 9. Ces acides gras mono-insaturés, présents dans les amandes, ont des propriétés protectrices du système cardiovasculaire. Les amandes sont également une bonne source de vitamine E qui nous aide à lutter contre le stress oxydatif, responsable du vieillissement prématuré de nos cellules.
- **Les graines de lin** sont une bonne source d'oméga 3 et de fibres. Dans le cadre d'une alimentation équilibrée, elles pourraient ainsi jouer un rôle dans la prévention des maladies cardiovasculaires et réguler le transit intestinal. L'idéal est de les consommer moulues.
- **La viande des Grisons**, dans le cadre d'une alimentation équilibrée, est une source de protéines. Ces dernières ont un rôle structural. C'est une charcuterie maigre à préférer donc à d'autres charcuteries. Il convient toutefois de limiter sa consommation à deux fois par semaine car c'est un aliment riche en sel.
- **Le fromage de chèvre** est une source de protéines animales, de calcium mais aussi d'acides gras saturés. Sa consommation peut donc tout à fait s'inscrire dans vos habitudes quotidiennes, il faudra simplement veiller à manger les bonnes quantités. L'idéal est de le sélectionner issu de l'agriculture biologique et de le consommer à la bonne saison. N'hésitez pas à consulter mes calendriers de saison (p. 126) !

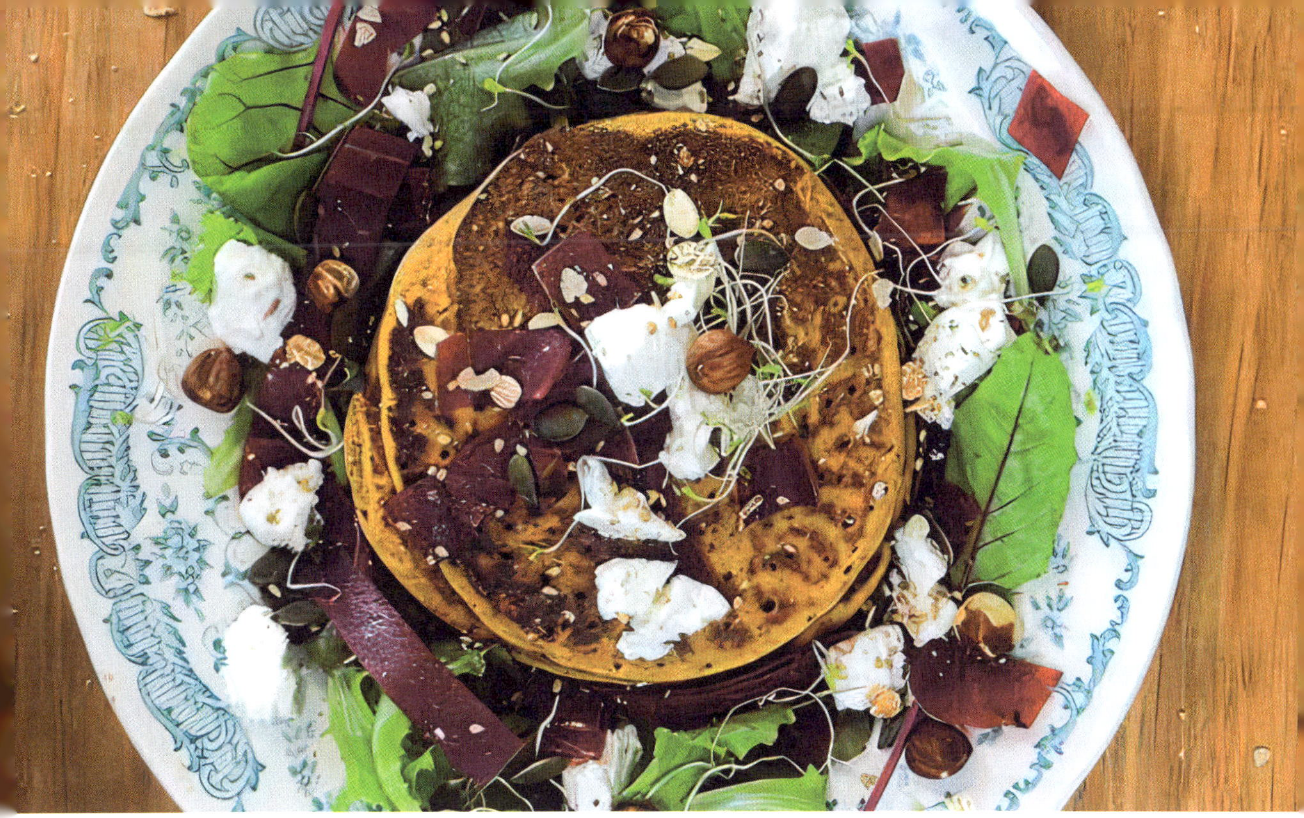

Dimanche

PANCAKES SALÉS À LA PATATE DOUCE

Ingrédients pour 6 pancakes

- 150 g de patates douces
- 1 œuf entier
- 150 ml de boisson végétale sans sucre ajouté (avoine, amande, soja)
- 65 g de farine complète
- Huile végétale
- Mesclun
- Fromage de chèvre
- Viande des Grisons
- Sel
- Poivre noir
- Ail

1. Faites cuire les patates douces dans une casserole d'eau bouillante avec leur peau. Une fois qu'elles sont bien cuites, laissez-les refroidir puis épluchez-les.

2. Écrasez la chair des patates douces à l'aide d'une fourchette ou utilisez un mixeur plongeant.

3. Dans un saladier, mélangez la purée de patates douces avec l'œuf, la boisson végétale et la farine complète jusqu'à obtenir une pâte homogène.

4. Huilez une poêle à l'aide d'un essuie-tout imbibé d'huile végétale et faites cuire vos pancakes.

5. Accompagnez de mesclun, de fromage de chèvre et de viande des Grisons, et ajoutez une pointe de sel, poivre et ail.

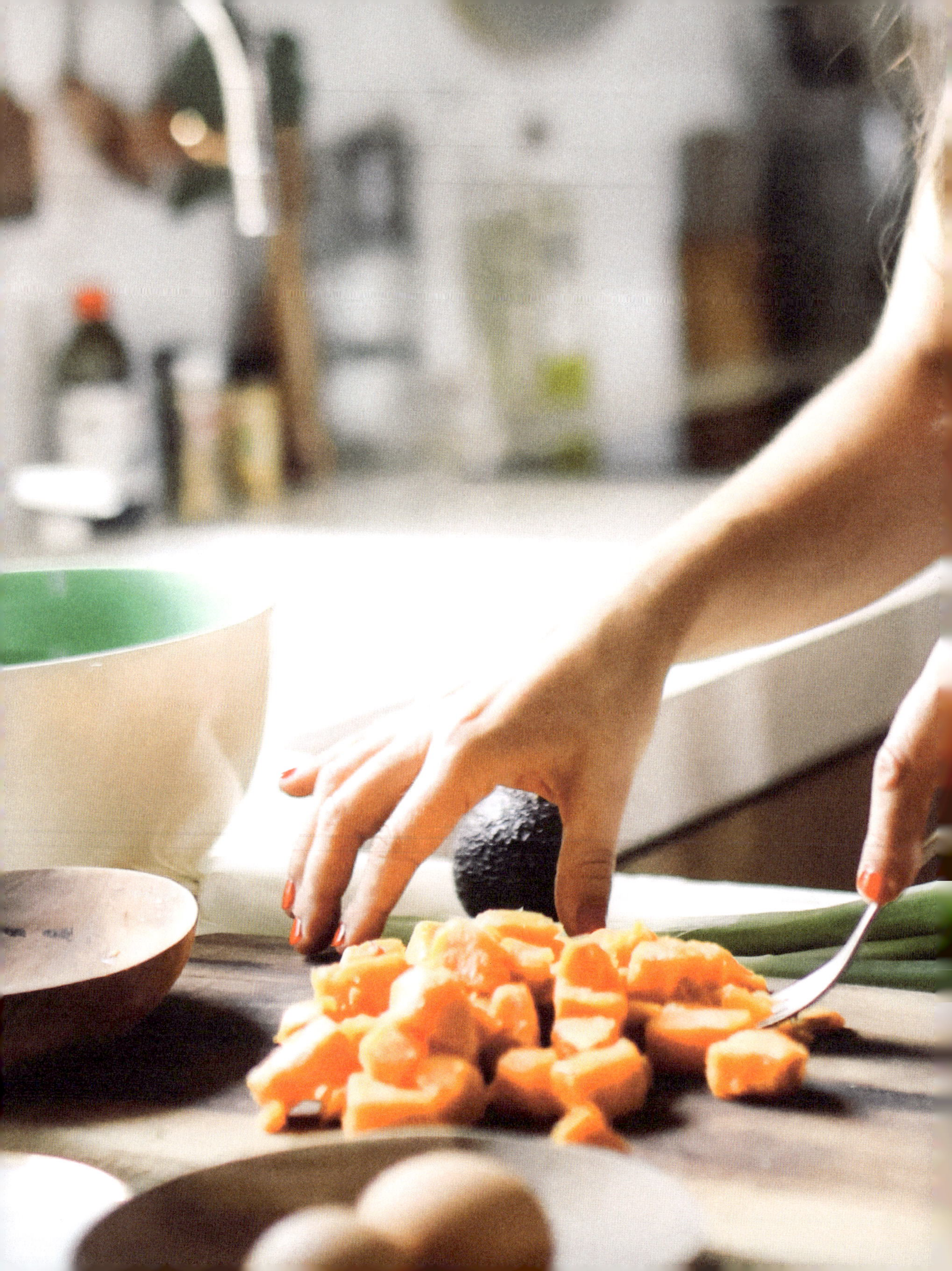

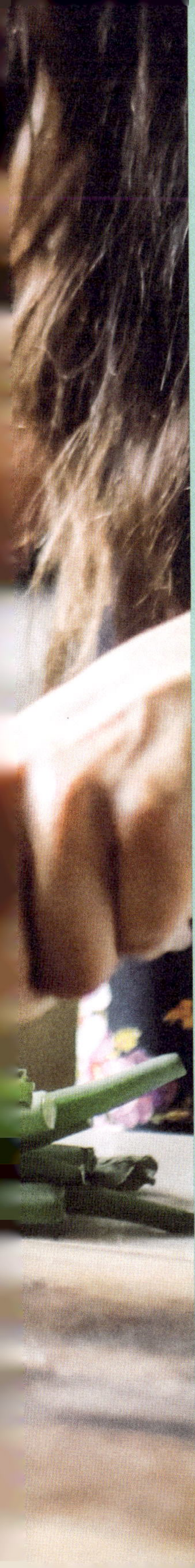

Semaine 2

JE RÉÉQUILIBRE MES PLATS PRINCIPAUX

Qu'il s'agisse de l'assiette de votre déjeuner ou de votre dîner, elles sont aussi importantes l'une que l'autre. Et attention aux a priori : non, le soir, une soupe ne suffit pas ! Je vous emmène avec moi pour vous apprendre à composer des assiettes équilibrées, qui contiennent l'ensemble des catégories d'aliments nécessaires pour combler vos besoins nutritionnels. Nous allons étudier en détail chaque famille d'aliments, comment bien sélectionner les ingrédients pour une alimentation à index glycémique bas et bien sûr… comment les cuisiner pour régaler vos papilles !

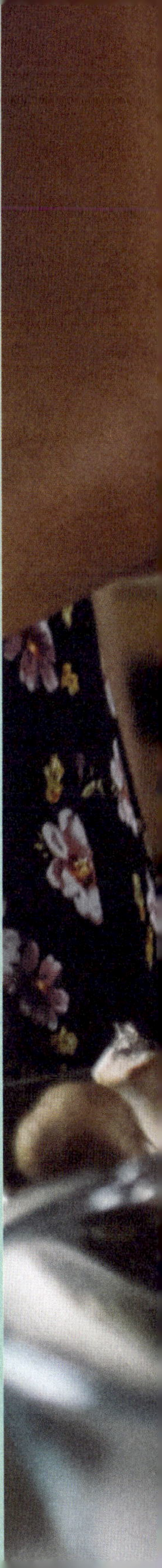

L'ASSIETTE IDÉALE

Avant même de parler de quantités, je le répète : il est primordial de privilégier la qualité de ce que vous mettez dans votre assiette. Favorisez les produits bruts, que vous cuisinerez vous-même, de préférence bio ou issus d'une agriculture raisonnée, de saison et si possible locaux.

Acheter des produits de qualité, lorsqu'ils sont bruts, n'est pas plus coûteux, au contraire. Vous éviterez les coûts de transformation(s), et même parfois de transports (produits locaux) et des différents acteurs intermédiaires (vente directe producteurs).

Côté quantités, idéalement, votre assiette du déjeuner ou dîner devrait contenir :

- ¼ de protéines (animales ou végétales),
- ¼ de féculents complets,
- ½ de légumes,
- 1 portion de matière grasse végétale.

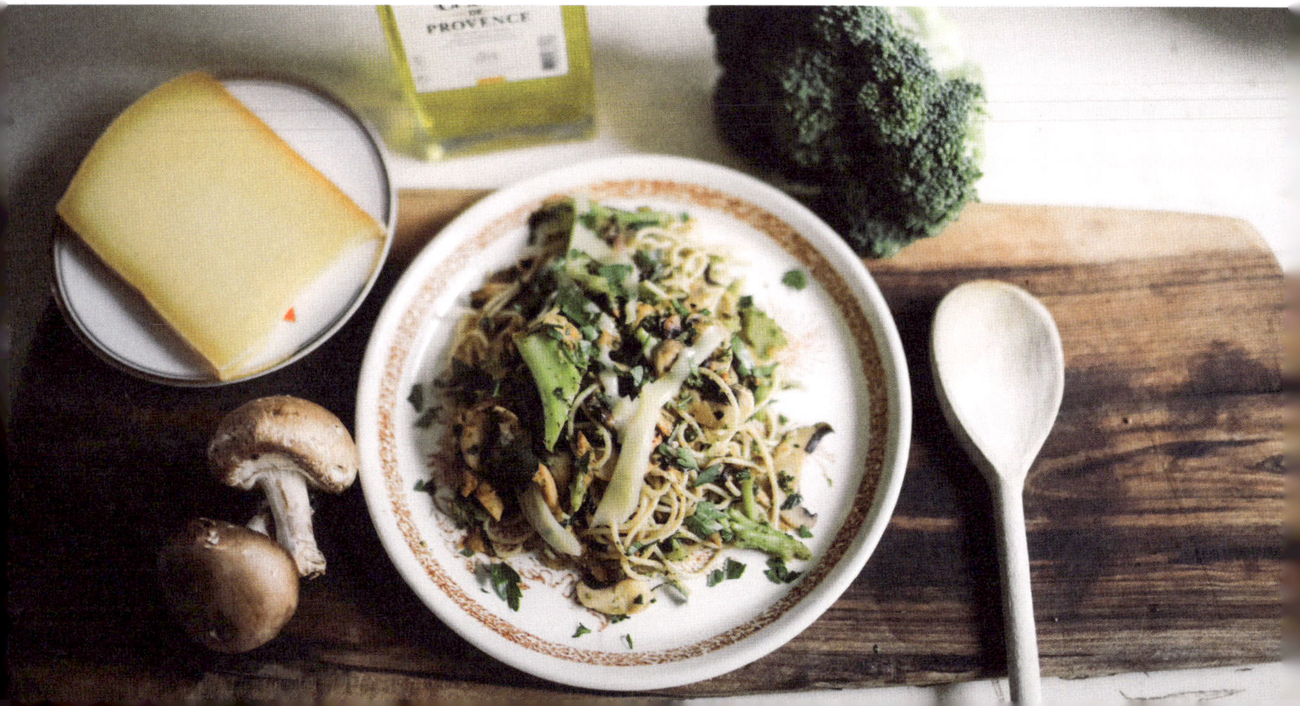

Les protéines

Les protéines se divisent en deux familles :

- **les protéines animales** telles que la viande, le poisson et les œufs,
- **les protéines végétales** comme le tofu, le tempeh, le seitan ou encore les protéines de soja déshydratées.

Si vous consommez uniquement des produits animaux, pensez à introduire petit à petit des protéines végétales dans vos repas pour leur apporter un maximum de variété nutritionnelle et gustative. Vous bénéficierez ainsi de leurs bienfaits : elles sont pauvres en acides gras saturés (maintien d'une bonne santé cardiovasculaire), source de fibres et minéraux et apportent une touche de nouveauté dans vos plats. Vous pouvez donc alterner les œufs, les poissons, les fruits de mer, les crustacés, la viande et le seitan, le tofu, le tempeh ainsi que les protéines de soja déshydratées.

La complémentarité céréales complètes-légumineuses est également une alternative pour venir couvrir la portion de protéines du repas (voir p. 60).

Les protéines sont importantes puisqu'elles participent à l'équilibre d'une assiette et aident à abaisser l'index glycémique d'un plat. En effet, plus il y a de protéines dans un aliment, plus l'index glycémique de cet aliment est bas.

Les protéines animales

La viande

Sélectionnez des viandes de qualité, idéalement issues de l'agriculture biologique. L'alimentation, le mode de vie et l'espace dont disposent les animaux ont un impact direct sur la qualité de la viande. Par ailleurs, le label bio indique que le bien-être animal a été pris en compte.

Vous pouvez alterner les viandes rouges et les viandes blanches ; les viandes maigres et les viandes grasses. Veillez simplement à **consommer de la viande rouge pas plus de deux fois par semaine et de préférence au déjeuner.** Vous pouvez également consommer des abats une fois tous les 15 jours si vous les appréciez.

Si vous aimez la **charcuterie**, préférez le bacon, la viande des Grisons, le jambon blanc découenné, la bresaola ou la Cecina de Leon IGP. Idéalement, limitez votre consommation à **deux fois par semaine**. Veillez à éviter les produits contenant des nitrites, qui sont cancérigènes.

Semaine 2

Le poisson, les mollusques et crustacés

Le poisson est une source de protéines (en moyenne 19 %) et de lipides de qualité (variant de 1 % à 15 %, du poisson maigre au poisson gras). Les poissons gras contiennent notamment des acides gras essentiels (qui ne peuvent être synthétisés par l'organisme et qui doivent être apportés par l'alimentation) comme les oméga 3 (EPA et DHA). Le poisson est également source de vitamines du groupe B (notamment B12 et B3) et de vitamines A, D et E (surtout dans les poissons gras) et minéraux : fer, iode, fluor...

Il existe des **poissons maigres** (brochet, colin...), **demi-gras** (flétan, truite...) et **gras** (hareng, saumon...).

C'est surtout la consommation de poissons gras qui est recommandée pour leur apport en oméga 3 qui préviennent des maladies cardiovasculaires et réduisent les inflammations. Les plus riches en oméga 3 sont les plus gras comme le saumon, le maquereau, le hareng, la sardine et l'anguille. D'un point de vue nutritionnel, il est recommandé d'en consommer au moins **deux fois par semaine**.

Par ailleurs, comme pour les fruits et légumes, il existe une **saisonnalité** pour consommer tel ou tel poisson. N'hésitez pas à consulter mon **calendrier de poissons de saison** pour vous guider dans vos choix (p. 127).

à SAVOIR

DES POISSONS EN DANGER

Un certain nombre de poissons sont contaminés par les eaux dans lesquelles ils vivent. Grosso modo, les poissons d'eau douce sont surtout contaminés par les PCB (polychlorobiphényles) et les poissons de mer par le mercure. Vous pouvez donc varier les poissons d'élevage et les poissons sauvages dans votre alimentation.

Par ailleurs, la surpêche a vidé les océans et une espèce de poissons sur trois est menacée d'extinction, sans parler des prises « accidentelles » (captures d'espèces non ciblées et parfois vulnérables, comme les tortues, les requins, les raies, les dauphins ou certains oiseaux marins). Il est donc important de vous renseigner sur les espèces que vous pouvez consommer.

Les œufs

Les œufs permettent un apport en protéines de qualité en contenant les 8 acides aminés essentiels. Ils sont également une source de vitamines du groupe B, de minéraux et de caroténoïdes (au pouvoir antioxydant). Vous pouvez en consommer régulièrement dans la semaine en les intégrant, bien sûr, dans des recettes variées (en les alternant avec d'autres protéines végétales ou animales).

Pour les choisir au mieux lors de vos courses, vérifiez le label bio et la catégorie indiquée sur l'emballage :

- la catégorie 0 indique que les poules ont été élevées en plein air, nourries et soignées dans le respect de la charte de l'agriculture biologique ;
- la catégorie 1 indique que la poule a été élevée en plein air ;
- les catégories 2 (élevage au sol) et 3 (en cage) sont à bannir, tant pour la qualité du produit, et de ce fait votre santé, que pour le bien-être et le respect de l'animal.

Les protéines végétales

Si vous ne consommez pas de poisson, de viande ou d'œufs par conviction ou par goût, pas d'inquiétude : de nombreuses alternatives végétales existent pour vous apporter des protéines, vitamines et minéraux équivalents. La planète nous offre une multitude d'ingrédients extrêmement riches d'un point de vue nutritionnel, il sera toujours possible de trouver des alternatives pour apporter à votre organisme tout ce dont il a besoin pour être en bonne santé !

En revanche, si vous souhaitez supprimer partiellement ou totalement les produits animaux de votre consommation, il est important de les remplacer au fur et à mesure par leurs équivalents végétaux. Sans quoi, cela pourrait entraîner un déséquilibre dans votre alimentation et, à terme, des carences.

Le tofu

Le tofu est d'origine chinoise et fabriqué à partir de jus de soja caillé puis pressé. Il sera ensuite découpé, mis à tremper et conditionné. Il peut également être assaisonné avec des herbes, épices, graines...

Le tempeh

Le tempeh vient d'Indonésie. Durant la fabrication, les graines de soja sont cuites, écrasées et ensemencées avec un champignon. À l'issue de la fermentation, les graines de soja sont alors recouvertes de filaments blancs qui les maintiennent ensemble. C'est ce qui donne son aspect marbré au tempeh. Il est vendu sous sa forme nature ou fumée.

La principale différence entre le tempeh et le tofu réside dans le processus de fermentation. Ce dernier augmente la digestibilité du tempeh ainsi que la quantité de certains acides aminés, vitamines et minéraux qui y sont plus concentrés.

Semaine 2

Les protéines de soja déshydratées

Les protéines de soja déshydratées sont fabriquées à partir de soja dégraissé et d'eau qui sont pressés dans une machine extrudeuse. La préparation va ensuite être coupée puis séchée. Il existe des protéines de soja déshydratées de différentes tailles qui s'adaptent aux différentes recettes. Elles présentent une texture proche de la viande hachée.

Les protéines de soja sont très riches en protéines, de ce fait leur quantité doit être adaptée à vos besoins. La quantité sera forcément différente de celle des autres protéines végétales. Par exemple, 100 g de viande équivalent à 100 g de tofu mais à 36 g de protéines de soja déshydratées.

Le seitan

Le seitan est à base de protéine de blé, le gluten. Il sera donc à éviter pour les personnes souffrant de la maladie cœliaque. Il s'agit d'un mélange de farine, gluten, aromates, herbes et épices qui vont former une pâte. Cette dernière sera cuite puis coupée en tranches ou émincés de petite taille, en fonction de l'utilisation.

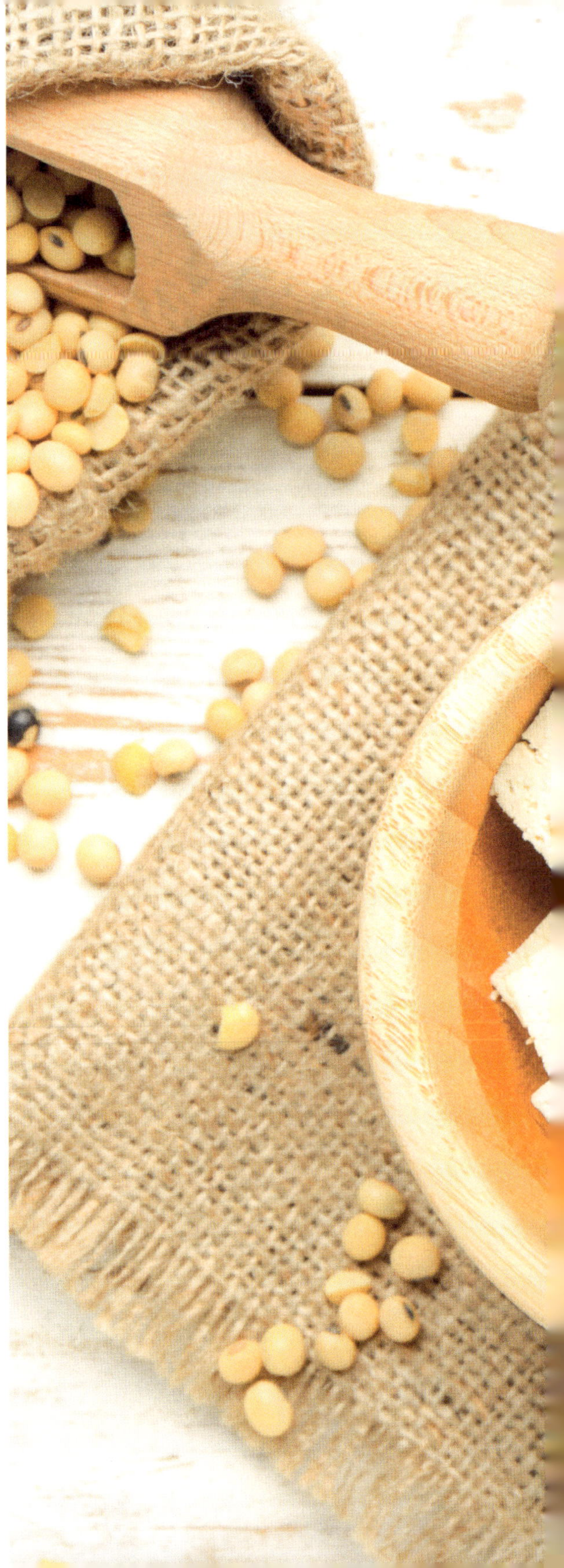

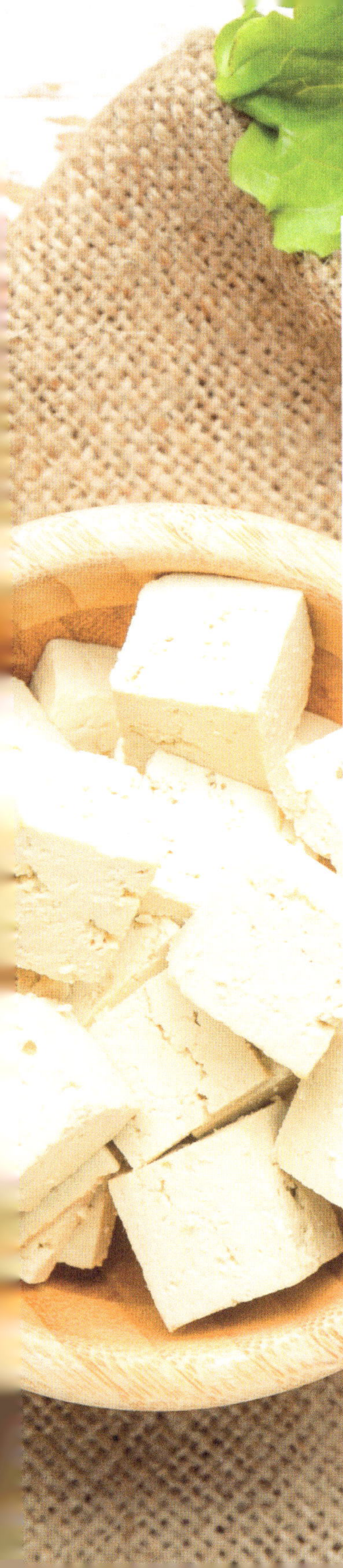

Mon CONSEIL

BIEN CHOISIR SES PROTÉINES VÉGÉTALES…

Les rayons des supermarchés étendent de plus en plus leurs gammes d'alternatives végétales. Le plus présent dans les grandes surfaces conventionnelles reste le tofu. Le seitan y est également présent, mais ce n'est généralement pas le cas du tempeh et des protéines de soja déshydratées. Pour les retrouver, le mieux est de vous rendre dans un magasin bio. Vous y retrouverez davantage de choix de produits de bonne qualité nutritionnelle. Les magasins bio en ligne sont également une bonne option.

- L'idéal est de choisir un **tofu** « pur », c'est-à-dire uniquement à base de graines de soja, eau, agents de coagulation ; herbes et épices s'il est aromatisé, et éventuellement de légumes ; et d'éviter les « galettes céréales / tofu » ou « steaks végétaux ». Ils sont à base de céréales et riches en graisses saturées ou transformées. De ce fait, ils sont trop pauvres en protéines et trop riches en glucides et lipides pour être consommés à la place d'une source de protéines dans un repas.

  Votre tofu doit contenir au minimum 18 g de protéines, au maximum 10 g de lipides / graisses et au maximum 4 g de glucides, pour 100 g de produit. Dans ces proportions, vous pourrez choisir entre de nombreux tofus, comme le tofu nature, le tofu fumé, le tofu aux herbes, le tofu au curcuma, le tofu lactofermenté…
- Je vous recommande de vérifier les mêmes valeurs nutritionnelles pour le **tempeh**.
- Votre **seitan** doit contenir au minimum 18 g de protéines, au maximum 10 g de lipides / graisses et au maximum 6 g de glucides, pour 100 g de produit. La quantité de glucides est plus élevée car il s'agit d'un aliment issu du blé.
- Les **protéines de soja déshydratées** peuvent également être appelées protéines de soja texturées. Elles sont vendues en sachet ou en vrac. Il existe différentes tailles, à choisir selon les recettes que vous souhaitez faire. La liste d'ingrédients doit indiquer uniquement : « farine de soja déshuilée » ou « soja ».

Mon CONSEIL

... ET BIEN LES CUISINER

Toutes les protéines végétales se cuisinent extrêmement facilement et rapidement.

- **Le tofu et le tempeh** se coupent en petits dés ou lamelles et sont à mélanger sous forme de « wok » à vos légumes et vos céréales, accompagnés d'herbes et d'épices (persil, curry, paprika, ail, oignons, coriandre...). En dés, ils peuvent également être grillés à la poêle pour apporter un côté croustillant et ajoutés à une soupe ou une purée par exemple.

  Vous pouvez également les faire revenir dans une sauce tamari (soja) ou les ajouter à une salade composée ou une salade de crudités.
- **Le seitan** se grille à la poêle entier ou émincé. Il peut également être coupé en dés et ajouté à vos légumes et féculents.
- **Les protéines de soja déshydratées** sont à réhydrater dans un bol d'eau bouillante, aromatisée ou non, pendant 20 minutes. Elles peuvent absorber jusqu'à trois fois leur volume en eau. Vous pouvez ensuite les ajouter à une sauce tomate maison pour faire une sauce bolognaise, les utiliser pour faire des légumes farcis ou encore les cuisiner sous forme de wok avec vos légumes et vos féculents ainsi que des aromates.

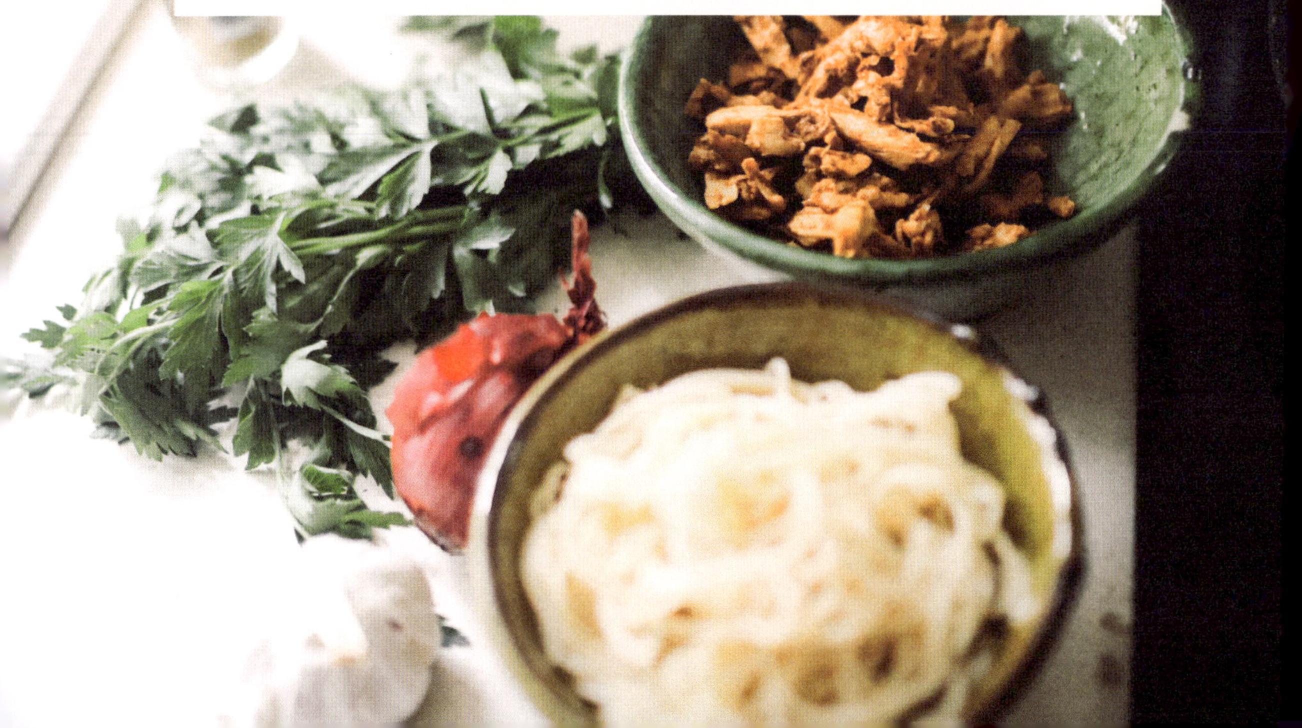

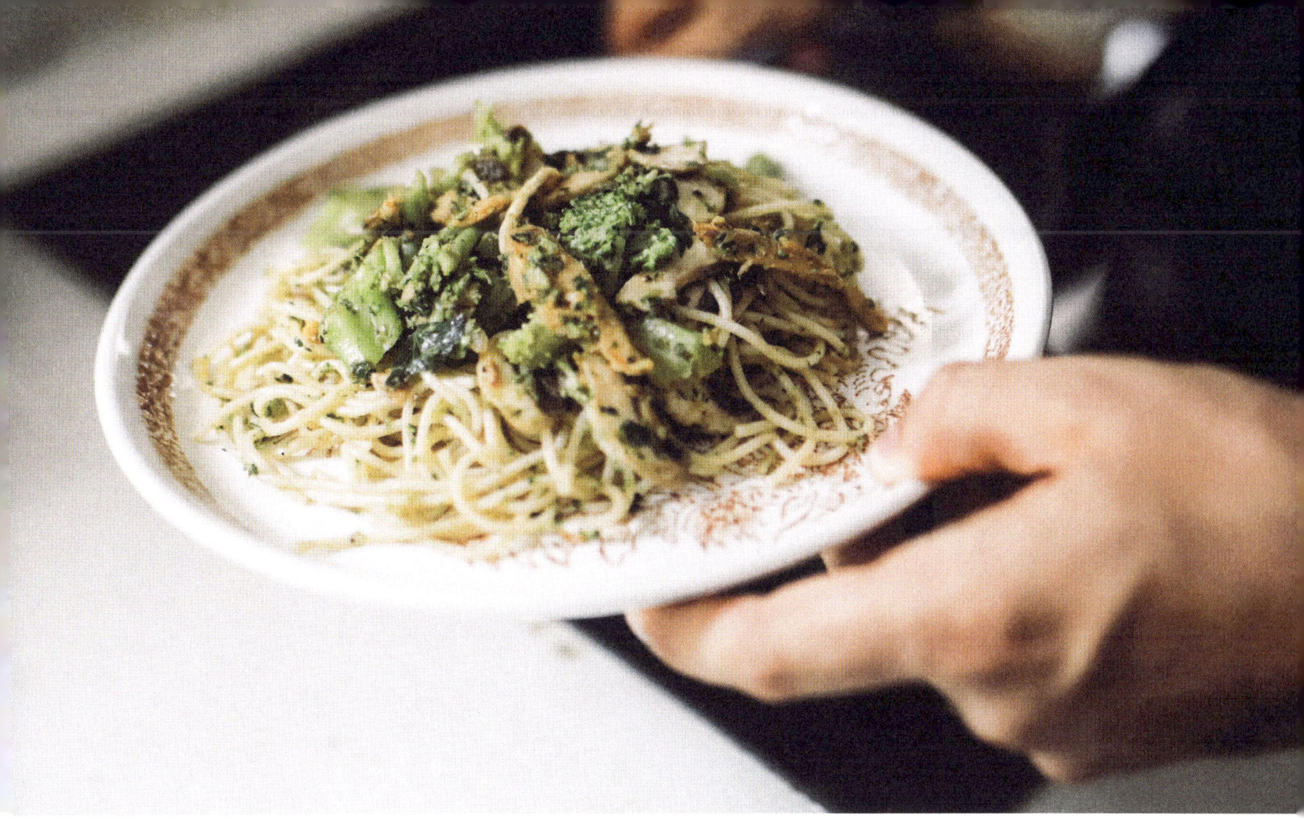

Les féculents complets

Les féculents sont souvent diabolisés, à tort. Lorsque l'on souhaite perdre du poids, c'est fréquemment ce type d'aliment que l'on supprime, mais c'est une grande erreur ! Ils nous apportent **de l'énergie tout au long de la journée** et, après les avoir retirés, on finit toujours par les réintroduire dans l'alimentation car leur absence n'est pas tenable sur la durée (épuisement, malaises, vie sociale difficilement maintenable, isolement, baisse de moral...). Et c'est là que l'on finit par dérégler son métabolisme. N'oubliez pas que votre organisme est bien fait : lorsqu'il est privé de quelque chose, il stocke la moindre calorie absorbée afin de protéger les organes vitaux en cas de nouvelle « famine » que vous lui imposeriez.

Cependant, certains féculents peuvent en effet être mis de côté : ce sont les féculents blancs (pâtes blanches, riz blancs, semoules blanches...). En plus d'être vides au niveau nutritionnel et quasiment dépourvus de fibres, ils ne sont pas satiétogènes et peuvent ainsi entraîner des grignotages. Il est donc important de sélectionner des féculents complets (ou semi-complets, le temps de la transition) ou encore des céréales anciennes.

Sur VOTRE LISTE de COURSES

MON PANIER EN MAGASIN BIO

Voici quelques exemples de protéines végétales de bonne qualité, à retrouver en supermarché bio :

- Tofu fumé amandes-sésame, marque Taifun
- Tofu blackforest, marque Taifun
- Tofu curcuma, marque Taifun
- Tofu fumé, marque Taifun
- Tofu lactofermenté nature, marque Sojami
- Tofu lactofermenté tamari, marque Sojami
- Tempeh à cuisiner, marque Soy
- Tempeh frais nature, marque Lima
- Émincés vegan, marque Soy
- Émincés vegan Tex-Mex, marque Soy
- Émincés vegan à l'orientale, marque Soy
- Seitan gourmet original, marque Lima
- Seitan gourmet grill, marque Lima
- Seitan nature (seitan tranches), marque Lima
- Végé'Orientales, Végé'Serrano, Végé'Tranches à l'ail, Végé'Paysannes, Végé'Rôti, Végé'Médaillons, Végé'Mix-BBQ, marque Wheaty
- Protéines de soja déshydratées

ZOOM sur

LES CÉRÉALES ANCIENNES OU « OUBLIÉES »

Les céréales anciennes ou « oubliées » sont généralement vendues sous leur forme complète (non raffinée) mais il est tout de même important de vérifier cela dans leur liste d'ingrédients. Elles sont souvent les grandes oubliées, avec les légumineuses, dans vos assiettes alors qu'elles sont extrêmement intéressantes d'un point de vue nutritionnel, mais aussi gustatif !

Elles permettent de varier votre alimentation, vos apports nutritionnels ainsi que les saveurs avec des goûts relevés qui changeront vos habitudes. Ainsi pensez à ces céréales :

- l'épeautre,
- le petit épeautre,
- le seigle,
- le kamut,
- l'amarante,
- le fonio,
- le sorgho,
- le teff,
- le millet,
- ou encore l'orge.

Il en est de même pour :

- le riz rouge,
- le riz noir,
- le quinoa (l'une des céréales les plus riches en protéines végétales),
- ou encore le boulgour.

Semaine 2

Mon CONSEIL

LA COMPLÉMENTARITÉ CÉRÉALES-LÉGUMINEUSES

Il est intéressant de mélanger céréales complètes et légumineuses en complément des protéines végétales ou à la place.

Les légumineuses sont des plantes de la famille des fabacées dont les fruits sont logés dans de petites gousses. Elles sont considérées comme un équivalent de féculents car elles sont riches en glucides tout comme les pâtes, le riz, le boulgour, etc. Comme les féculents complets, elles ont l'avantage d'avoir un index glycémique bas.

Nous retrouvons ainsi :

- les pois chiches,
- les pois cassés,
- les lentilles (corail, vertes, beluga, blondes),
- les haricots (blancs, rouges, mungo, noirs, azukis, de Lima, urd, pinto, flageolets...).

Les légumineuses sont riches en protéines végétales, ce qui permet d'apporter une source de protéine, sans les acides gras saturés que nous pouvons retrouver dans les protéines animales. Les légumineuses les plus riches en protéines végétales sont les pois chiches.

Elles ont également l'avantage d'être riches en fibres, avec 7 % de fibres présentes dans les légumineuses cuites. La recommandation nutritionnelle[1] en fibres est de 25 à 30 g de fibres par jour ; or, en France, la consommation quotidienne est évaluée à 15-20 g.

Les légumineuses sont également riches en minéraux, vitamines et oligoéléments et notamment en magnésium (qui aide à lutter contre le stress, la fatigue...), zinc, cuivre, potassium (permettant la contraction musculaire et donc la bonne santé cardio-vasculaire) et en vitamines du groupe B (B9, B1, B3, B6), qui sont directement impliquées dans la production d'énergie et le bon fonctionnement du système nerveux.

De beaux atouts donc, à un bémol près : les légumineuses ne contiennent pas tous les acides aminés (molécules qui, associées, forment les protéines) essentiels (au nombre

1. ANC = Apports Nutritionnels Conseillés, délivrés par l'Anses (Agence nationale de sécurité sanitaire de l'alimentation, de l'environnement et du travail).

de 8[2]) et, de ce fait, il est important de les associer à des féculents complets qui, eux, disposent d'acides aminés différents. On parle alors de « **complémentarité protéique** » puisque féculents et légumineuses forment un couple parfaitement complémentaire en nous apportant tous les acides aminés essentiels.

Dans le commerce, **de nombreux mélanges tout prêts** existent, mais vous pouvez aussi faire vos propres mélanges avec de la semoule complète et des pois chiches, des haricots rouges et du riz complet ou des lentilles et du riz complet, par exemple.

Si cette complémentarité vient remplacer votre portion de protéines, qu'elle soit animale ou végétale de type tofu, tempeh, seitan ou protéines de soja, il est recommandé de **consulter une diététicienne** afin qu'elle vous indique les portions adaptées à vos besoins. Vous pourrez ainsi composer des assiettes équilibrées comportant des légumes, de l'huile végétale et un mélange comme : semoule complète / pois chiches, lentilles / riz complet, haricots rouges / riz complet...

Côté consommation, l'idéal est de manger des **légumineuses** (de préférence bio) **au moins 3 fois par semaine**. Vous pourrez les retrouver sous leur forme séchée, à faire tremper puis à cuire, ou en bocaux (ou conserves) pour une préparation plus rapide. Il est même possible de les acheter sous forme de farine.

Les légumineuses se cuisinent facilement, que ce soit en soupe, en purée, en plat chaud, en salade et même en farine, sous forme de pâtes (à bien sélectionner en 100 % farine de légumineuses). Il vous suffira de les associer à une portion de légumes et de protéines (végétales ou animales), une portion d'huile végétale, des herbes et épices et le tour est joué !

---

2. Un acide aminé essentiel est un acide aminé qui ne peut pas être synthétisé par l'organisme et qui doit donc être apporté par l'alimentation. On en relève 8 : isoleucine, leucine, lysine, méthionine, phénylalanine, thréonine, tryptophane et valine.

Sur VOTRE LISTE de COURSES

LES CÉRÉALES À IG BAS

La famille des céréales est grande, il est donc important de préciser les différentes sous-familles que sont :

- les féculents,
- les légumineuses,
- les pains,
- ainsi que les pommes de terre et patates douces.

Voici de bons exemples que vous pouvez introduire dans votre alimentation à IG bas pour varier les plaisirs :

- riz ou pâtes complets,
- pâtes à base de farine complète (toutes céréales confondues : blé, sarrasin, épeautre, petit épeautre, seigle, etc.),
- pâtes à base de farine de légumineuses (100 % farine de légumineuses),
- riz noir ou rouge,
- lentilles vertes ou beluga ou corail,
- haricots rouges ou blancs,
- sarrasin,
- millet,
- pois cassés,
- épeautre,
- pois chiches,
- petit épeautre,
- pain de seigle,
- pain de kamut,
- semoule complète de blé, d'épeautre, etc.

Les légumes

Les légumes ont une importance capitale dans notre alimentation puisqu'ils sont riches en fibres, vitamines et minéraux, des apports nutritionnels indispensables au maintien de notre bonne santé. Dans le cadre d'une alimentation à IG bas, grâce notamment aux fibres qu'ils contiennent, les légumes vont venir diminuer l'index glycémique du repas. C'est pourquoi il est essentiel de toujours prévoir une portion de légumes dans vos menus du déjeuner et du dîner.

La liste des intérêts nutritionnels des légumes est longue.

- **Prévention du surpoids et de l'obésité :** ils ont une faible densité énergétique, tout en étant riches en micronutriments protecteurs. Ils favorisent également la mastication, d'où une meilleure satiété et un ralentissement de la vitesse de digestion des nutriments.
- **Lutte contre les maladies cardiovasculaires :** ils aident à diminuer l'hypercholestérolémie grâce à leur richesse en fibres solubles. Par ailleurs, les antioxydants qu'ils contiennent permettent de diminuer l'oxydation du « mauvais » cholestérol (LDL-cholestérol).
- **Lutte contre le diabète de type 2 :** la consommation quotidienne de végétaux frais ralentit le développement du diabète de type 2 car ces derniers ont un IG faible. Ils sont riches en fibres, ce qui permet la diminution de la réponse glycémique post-repas.
- **Prévention de certaines pathologies :** les légumes sont riches en fibres végétales et ces dernières contribuent, au niveau du côlon, au développement d'une flore symbiotique qui joue un rôle de barrière vis-à-vis d'espèces pathogènes. Ces fibres solubles forment également un gel qui va tapisser la paroi digestive, permettant de limiter le contact avec les substances nocives. Les fermentations de la flore colique aboutissent à la formation d'acides gras volatils qui permettent une différenciation correcte des cellules de la muqueuse. Parmi ces derniers, l'acide butyrique présente la particularité d'inhiber la division des cellules cancéreuses, et ceci même en faible quantité. Enfin, les végétaux frais sont riches en micronutriments protecteurs tels que les substances antioxydantes (vitamine C, provitamine A et vitamine E) qui permettent de lutter contre le stress oxydatif et le vieillissement cellulaire. Dans les légumes feuilles et les oignons on retrouve également des polyphénols qui sont susceptibles de neutraliser les radicaux libres, d'éliminer les substances toxiques et d'exercer un rôle de protection vasculaire.

Mon CONSEIL

BIEN CHOISIR SES LÉGUMES...

Afin de bénéficier au mieux des bienfaits nutritionnels des légumes, je vous recommande de les acheter **sous leur forme brute, de saison, bio et si possible locaux**, et de les cuisiner vous-même. Ainsi, ils seront cueillis à maturité et riches en vitamines et minéraux. Le fait de manger bio vous évitera d'ingérer des pesticides, que l'on sait nocifs pour la santé. Mais c'est également une démarche globale pour la protection de l'environnement et de la santé des agriculteurs, qui ne seront pas en contact avec des produits toxiques.

La saveur des légumes bio, de saison et plus particulièrement des **variétés anciennes**, est incomparable avec les produits standardisés que l'on retrouve en grandes surfaces. Avez-vous déjà comparé une tomate standard et une tomate ancienne bio achetée directement chez l'agriculteur ? La seconde vous apportera une explosion de saveurs contrairement à la première. Et c'est normal, aujourd'hui, on demande aux agronomes des légumes « beaux », de grande taille, faciles et rapides à produire en quantité importante. La qualité nutritionnelle n'est pas un critère ! De nombreuses études ont démontré que les variétés anciennes, elles, non transformées et produites dans le cadre d'une agriculture bio, sont plus riches en vitamines et minéraux.

Cependant, même en magasin bio, nous retrouvons la quasi-totalité des légumes tout au long de l'année. Difficile donc de sélectionner uniquement ceux qui sont de saison ! L'astuce est de consulter mon **calendrier** (p. 125) et de l'utiliser pour faire vos courses. En plus de consommer des légumes de meilleure qualité nutritionnelle, cela vous permettra de varier vos menus, de redécouvrir à chaque saison des légumes différents. Le plaisir de retrouver les asperges au printemps, les tomates en été, les courges en hiver et les choux en automne !

Concernant votre organisation quotidienne, **les produits surgelés** sont une bonne astuce afin de toujours avoir des légumes à disposition pour vos repas, les jours où vous manquerez de temps ou lorsque vous serez fatigué, tout simplement. Il est important de lire la liste des ingrédients sur le sachet : cette dernière doit uniquement citer le légume ; pas de sauces, d'huiles ou encore de sucres ajoutés ! Les produits surgelés de qualité sont des légumes cueillis à maturité, en pleine saison et surgelés dans les 4 à 48 heures qui suivent la cueillette, ce qui en fait de bons produits avec une valeur nutritionnelle préservée.

Idéalement donc, préférez les produits locaux que vous pourrez acheter directement chez le producteur ou via des AMAP, ou encore en magasin bio (mais il faudra penser à vérifier la provenance) ; et surtout, n'ayez pas peur des légumes « moches » !

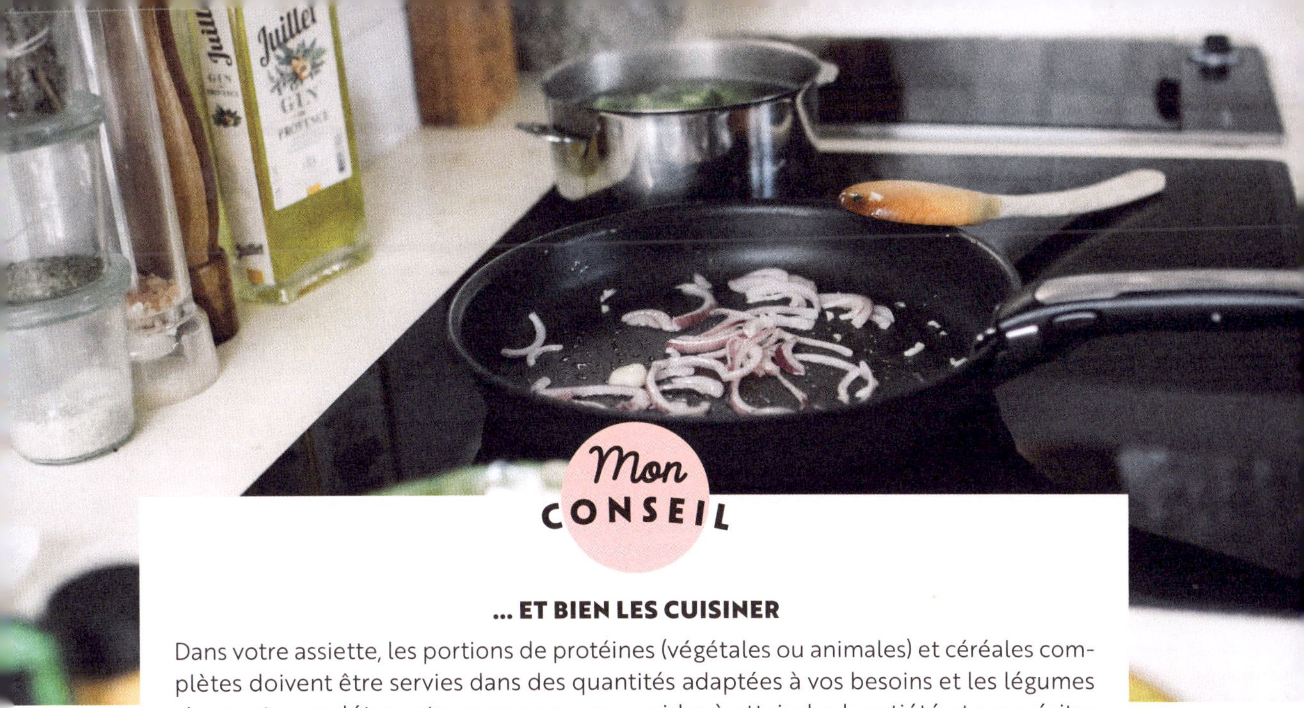

Mon
CONSEIL

… ET BIEN LES CUISINER

Dans votre assiette, les portions de protéines (végétales ou animales) et céréales complètes doivent être servies dans des quantités adaptées à vos besoins et les légumes viennent compléter votre repas pour vous aider à atteindre la satiété et vous éviter de sortir de table en ayant faim. Ils sont riches en eau, peu caloriques, et donc à la différence des protéines et céréales complètes, à consommer à volonté.

Les manières de les préparer sont multiples : en salade, en wok, à la plancha, au four, en purée, à la vapeur, en soupe, etc. Vous pouvez alterner le cru et le cuit.

Les huiles végétales

L'huile végétale a une place importante dans votre assiette du déjeuner ou dîner. Si les graisses saturées ou trans, telles que les graisses animales ou transformées, sont à éviter, nous avons tous besoin de lipides pour être en bonne santé, alors pensez à introduire des huiles d'olive, de tournesol, de noix, de noisettes, de lin, de sésame, de colza, etc. dans votre alimentation.

Le mieux est de les varier à chaque repas afin de bénéficier des bienfaits de leurs différents acides gras (poly-insaturés, mono-insaturés).

Dans le cadre d'une alimentation à IG bas, les lipides des huiles végétales contribuent à abaisser l'index glycémique du repas. Par ailleurs, ils ont un rôle énergétique, structural (par leur présence dans les membranes cellulaires), d'isolant thermique, mais aussi de précurseur hormonal et de transporteur des vitamines.

Les huiles végétales contiennent toutes 100 % de lipides et ont donc la même valeur énergétique. Leur différence nutritionnelle réside dans le type d'acides gras qu'elles contiennent.

ZOOM sur

LES ACIDES GRAS

Le « gras » n'est pas mauvais, au contraire. Notre organisme en a besoin, il faut simplement bien choisir ses matières grasses, les consommer dans des quantités adaptées et éviter toutes celles qui sont issues de transformation ou produits industriels. Quand on parle d'« acides gras », on peut différencier :

- **les acides gras saturés :** principalement contenus dans la viande, les charcuteries, le fromage, le beurre, la crème... Consommés en excès, ils peuvent augmenter le risque cardiovasculaire ;
- **les acides gras mono-insaturés (oméga 9) :** principalement contenus dans l'huile d'olive, l'avocat et les oléagineux. Ils jouent un rôle préventif sur l'apparition des maladies cardiovasculaires ;
- **les acides gras poly-insaturés (oméga 3 et 6) :** principalement contenus dans les huiles végétales et les poissons gras. Ces derniers jouent un rôle dans le contrôle de l'inflammation, la fluidité sanguine, la régulation du cholestérol et des triglycérides (entre autres).

Les apports nutritionnels conseillés par l'Anses sont les suivants :

- acides gras saturés : < 12 % de l'apport énergétique total journalier ;
- acides gras mono-insaturés : de 15 à 20 % de l'apport énergétique total journalier ;
- acides gras poly-insaturés :
  - oméga 6 : 4 % de l'apport énergétique total journalier,
  - oméga 3 : 1 % de l'apport énergétique total journalier.

Étant donné notre alimentation et les modes d'élevage actuels, nous consommons trop d'oméga 6 par rapport aux oméga 3. De même, notre consommation d'acides gras saturés est trop élevée. Il est donc essentiel de varier au maximum les huiles végétales afin de bénéficier de tous les acides gras nécessaires au bon fonctionnement de notre organisme et au maintien d'une bonne santé.

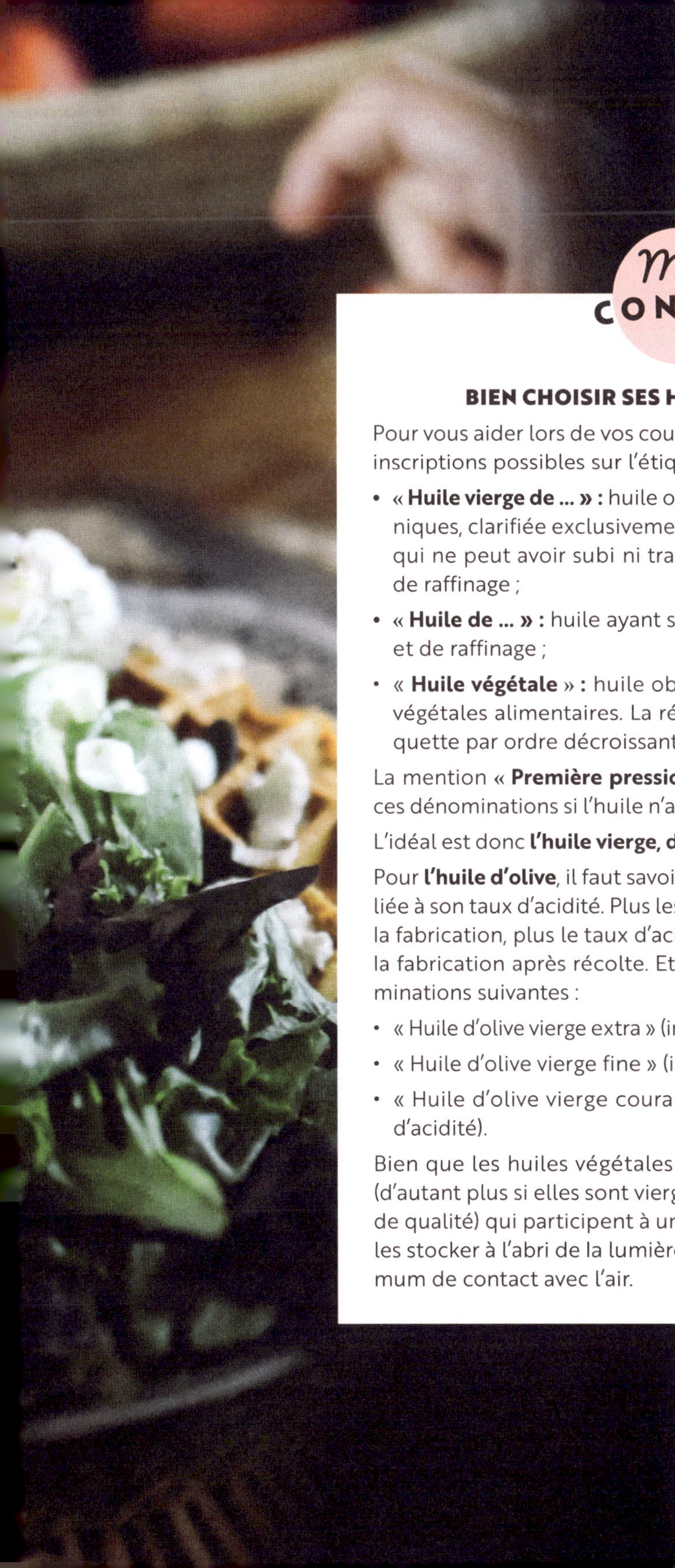

Mon CONSEIL

BIEN CHOISIR SES HUILES VÉGÉTALES...

Pour vous aider lors de vos courses, pensez à surveiller les trois inscriptions possibles sur l'étiquette :

- « **Huile vierge de ...** » **:** huile obtenue par des procédés mécaniques, clarifiée exclusivement par des moyens physiques et qui ne peut avoir subi ni traitement chimique ni opération de raffinage ;
- « **Huile de ...** » **:** huile ayant subi des opérations d'extraction et de raffinage ;
- « **Huile végétale** » **:** huile obtenue par un mélange d'huiles végétales alimentaires. La répartition est indiquée sur l'étiquette par ordre décroissant.

La mention « **Première pression à froid** » peut être ajoutée à ces dénominations si l'huile n'a subi aucun procédé thermique.

L'idéal est donc **l'huile vierge, de première pression à froid, bio.**

Pour **l'huile d'olive**, il faut savoir que sa qualité est directement liée à son taux d'acidité. Plus les olives vont être stockées avant la fabrication, plus le taux d'acidité augmente. Donc l'idéal est la fabrication après récolte. Et c'est ainsi que l'on a les dénominations suivantes :

- « Huile d'olive vierge extra » (inférieur ou égal à 0,8 % d'acidité),
- « Huile d'olive vierge fine » (inférieur ou égal à 2 % d'acidité),
- « Huile d'olive vierge courante » (inférieur ou égal à 3,3 % d'acidité).

Bien que les huiles végétales contiennent des antioxydants (d'autant plus si elles sont vierges et issues de fruits ou graines de qualité) qui participent à une bonne conservation, veillez à les stocker à l'abri de la lumière, de la chaleur et avec un minimum de contact avec l'air.

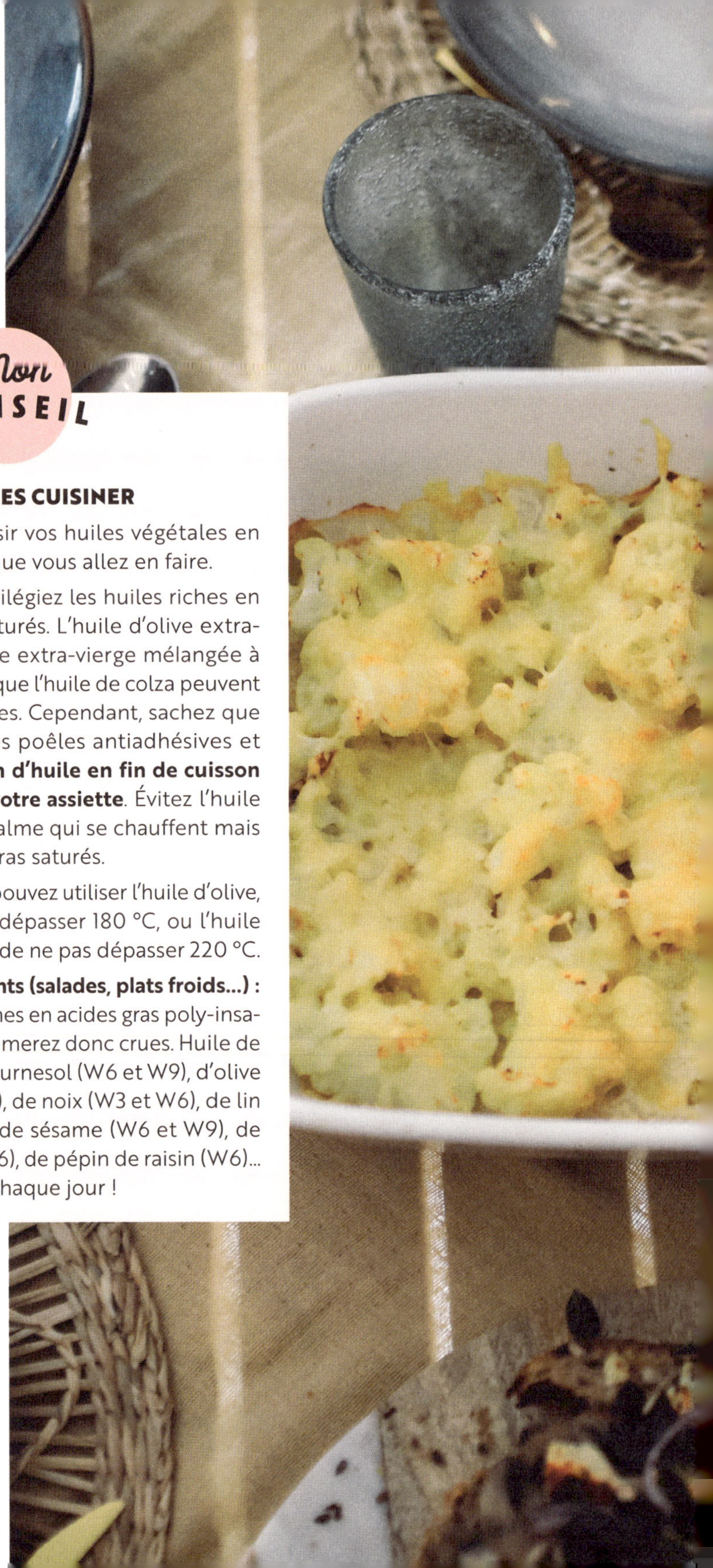

Mon **CONSEIL**

... ET BIEN LES CUISINER

Il est important de choisir vos huiles végétales en fonction de l'utilisation que vous allez en faire.

- **Pour les cuissons :** privilégiez les huiles riches en acides gras mono-insaturés. L'huile d'olive extra-vierge, ou l'huile d'olive extra-vierge mélangée à l'huile d'arachide, ainsi que l'huile de colza peuvent tout à fait être chauffées. Cependant, sachez que l'idéal est d'utiliser des poêles antiadhésives et d'**ajouter votre portion d'huile en fin de cuisson ou directement dans votre assiette**. Évitez l'huile de coco et l'huile de palme qui se chauffent mais sont riches en acides gras saturés.
- **Pour les fritures :** vous pouvez utiliser l'huile d'olive, à condition de ne pas dépasser 180 °C, ou l'huile d'arachide à condition de ne pas dépasser 220 °C.
- **Pour les assaisonnements (salades, plats froids...) :** choisissez les huiles riches en acides gras poly-insaturés, que vous consommerez donc crues. Huile de colza (W3 et W9), de tournesol (W6 et W9), d'olive (W9), de noisettes (W9), de noix (W3 et W6), de lin (W3), d'arachide (W9), de sésame (W6 et W9), de germe de blé (W3 et W6), de pépin de raisin (W6)... N'hésitez pas à varier chaque jour !

ZOOM sur

VOTRE ASSIETTE ÉQUILIBRÉE

protéines animales + féculents complets + légumes + huile végétale

OU

protéines végétales + féculents complets + légumes + huile végétale

OU

complémentarité céréales complètes – légumineuses + légumes + huile végétale

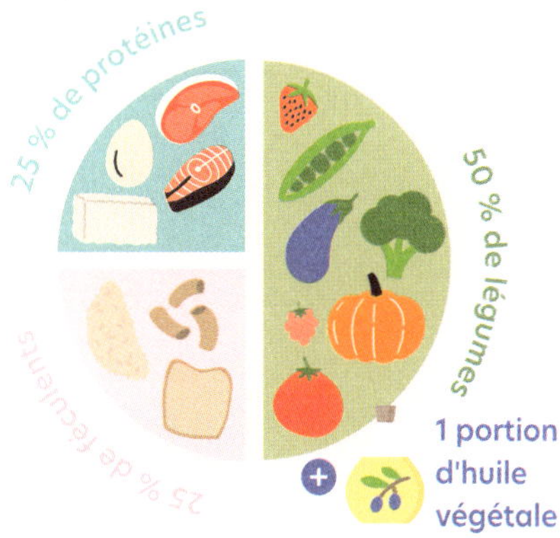
25 % de protéines
50 % de légumes
25 % de féculents
+
1 portion d'huile végétale

PROTÉINES

ANIMALES

Viande :

Bœuf
Poulet
Dinde
Canard
Porc

Poisson :

Saumon
Maquereau
Sardine
Hareng
Thon
Truite
Colin
Raie...
Fruits de mer

Œufs

VÉGÉTALES

Tofu
Tempeh
Protéines de soja déshydratées
Seitan

FÉCULENTS

Pâte
Riz
Quinoa
Boulgour
Mélange de céréales
Épeautre
Petit épeautre
Semoule
Avoine
Millet

Assimilé féculent :

Pomme de terre
Topinambour
Butternut
Patate douce
Panais
Pain complet
Pain intégral
Pain d'épeautre
Pain de seigle
Kamut...

CÉRÉALES LÉGUMINEUSES

Pois chiche
Lentille verte
Lentille corail
Lentille noire
Pois cassé
Haricot rouge
Haricot blanc

HUILES VÉGÉTALES

Olive
Colza
Noix
Lin
Sésame
Tournesol
Noisette

½ avocat
=
1 cuillérée à soupe d'huile végétale

Semaine 2

UNE SEMAINE DE DÉJEUNERS ET DÎNERS À IG BAS

Lundi

BOWL D'ÉTÉ AUX POIS CHICHES

Ingrédients

- 1 tomate ancienne
- 1 concombre
- 1 mangue
- Tofu fumé
- Pois chiches
- Oignon rouge
- Persil ou basilic frais
- Graines de courge ou sésame
- Pour la vinaigrette :
- 1 cuillérée à soupe d'huile de lin (ou autre huile végétale)
- 1 cuillérée à soupe de sauce soja salée (ou sauce tamari)
- 1 cuillérée à soupe de jus de citron jaune
- 1 cuillérée à café de moutarde
- Ail en poudre

1. Coupez en petits cubes la tomate, le concombre, la mangue et le tofu fumé. Vous pouvez bien sûr remplacer ces légumes, fruits et protéines en fonction de vos goûts, et adapter leur quantité.
2. Rassemblez tous vos éléments dans un bol et ajoutez votre portion de pois chiches. Pensez à les rincer s'il s'agit de pois chiches en conserve.
3. Préparez votre vinaigrette en mélangeant l'huile de lin, la sauce soja salée, le jus de citron, la moutarde (assurez-vous dans la liste d'ingrédients qu'elle ne contient pas de sucre) et un peu d'ail. Répartissez la sauce sur le dessus du bol.
4. Enfin, ajoutez les toppings : oignon rouge émincé, persil ou basilic ciselé, graines de courge ou de sésame.

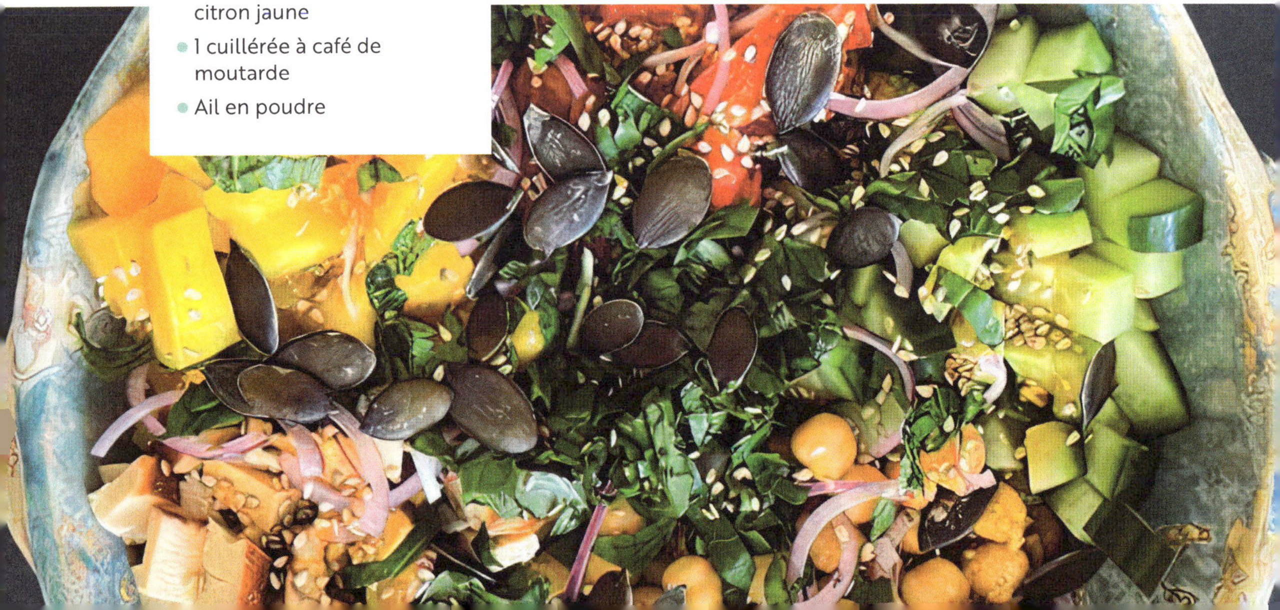

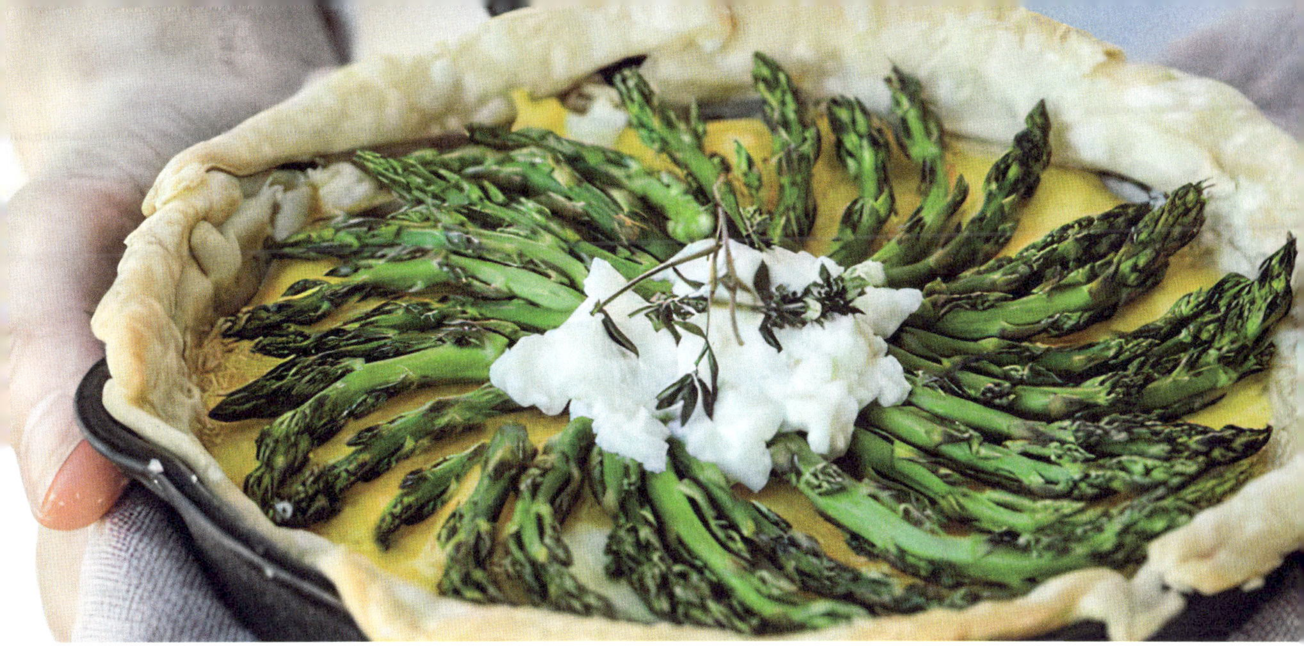

Mardi

TARTE SALÉE AUX ASPERGES

Ingrédients

- 250 g de farine de blé complet
- 8 cl d'huile d'olive (ou une autre huile de votre choix)
- Sel
- 4 œufs ou 240 g de tofu soyeux + 50 ml de crème végétale (sans sucre ajouté)
- Boisson végétale sans sucre ajouté (amande, soja)
- Ail en poudre
- Gingembre
- Ciboulette fraîche
- Asperges vertes
- Salade verte

1. Préchauffez le four à 180 °C.
2. Lavez et coupez le pied (souvent dur) des asperges.
3. Dans un saladier, mélangez la farine, l'huile d'olive, 8 cl d'eau légèrement tiède (adaptez la quantité en fonction du type de farine. Versez l'eau au fur et à mesure et arrêtez-vous quand la texture de la pâte est idéale à pétrir) et une pincée de sel.
4. Malaxez la pâte jusqu'à l'obtention d'une boule de pâte homogène. Si la pâte est trop collante, ajoutez un peu de farine ; si elle est trop sèche, ajoutez un peu d'eau.
5. Farinez une feuille de papier cuisson et étalez la pâte à l'aide d'un rouleau à pâtisserie.
6. Dans un saladier, mélangez à la fourchette les œufs avec un peu de boisson végétale, de l'ail, du sel, du gingembre et de la ciboulette. Ou, pour une version sans œufs : mixez le tofu soyeux avec la crème végétale, et les épices ou herbes.
7. Placez la pâte dans un plat à tarte, ajoutez votre appareil et disposez les asperges sur le dessus.
8. Enfournez 40 minutes environ.
9. Servez accompagné d'une salade verte (environ ¼ de tarte par personne).

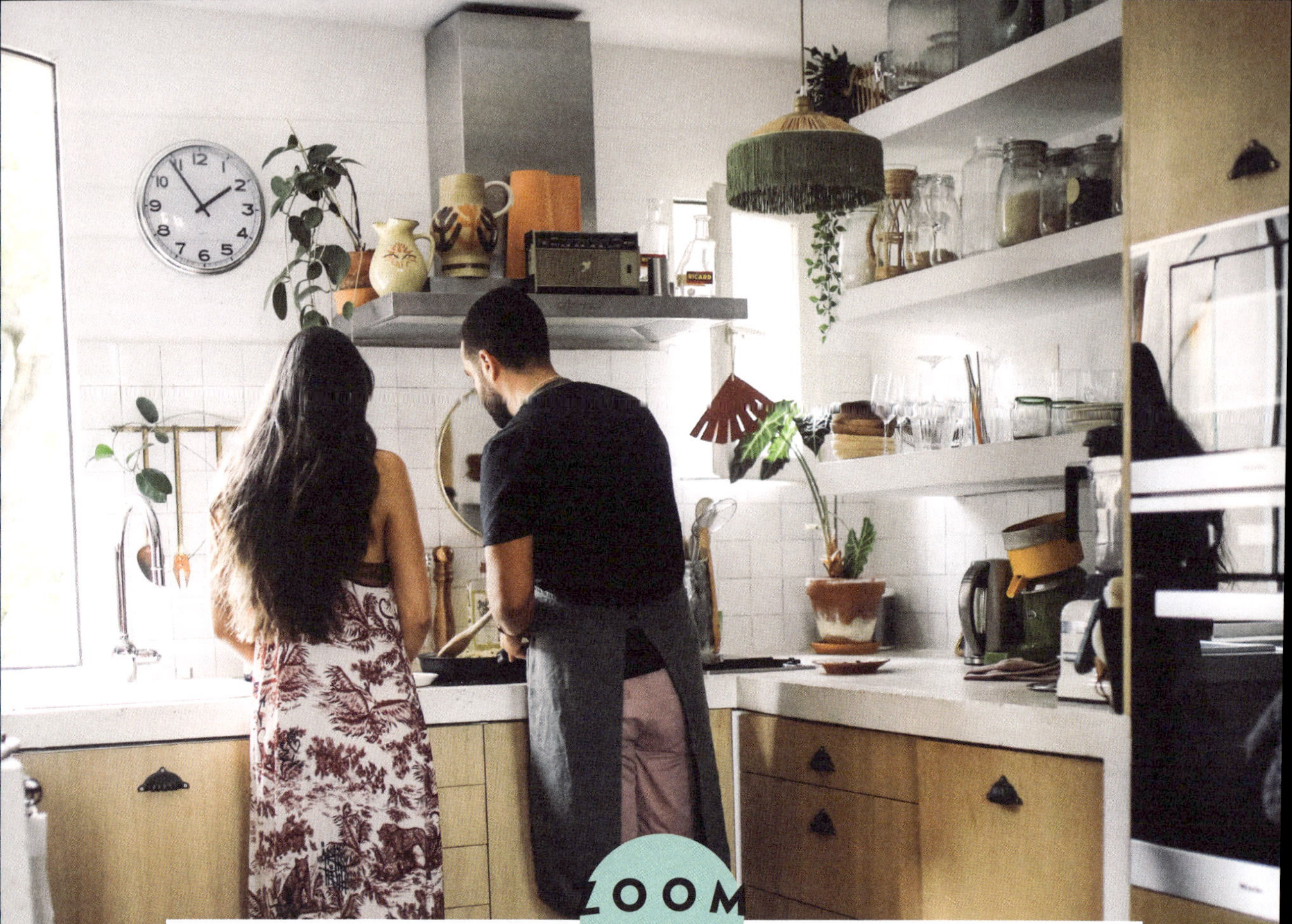

ZOOM Nutrition

- **Le concombre** est un légume très riche en eau, qui aura donc des propriétés hydratantes et un indice de satiété élevé. En cas de digestion difficile, l'idéal est de retirer les pépins. Bonus : s'il est issu de l'agriculture biologique, vous pouvez le consommer avec sa peau. Elle contient de la pepsine (enzyme digestive) active dès les premières étapes de digestion, ce qui participe à une bonne assimilation.
- **Les pois chiches** sont des légumineuses. Ces dernières sont malheureusement trop peu consommées alors qu'elles sont de vraies pépites nutritionnelles qui devraient être intégrées au moins 3 fois par semaine dans nos repas. Les pois chiches sont une bonne source de fibres et sont ainsi satiétogènes, régulent la glycémie et sont bénéfiques pour le transit intestinal. Ils contiennent également des protéines végétales de qualité et du calcium.
- **L'asperge**, grâce aux fructosanes et à l'aspargine bêta qu'elle contient, a une action diurétique bénéfique. C'est également un légume riche en fibres, ce qui aide au bon fonctionnement du transit.

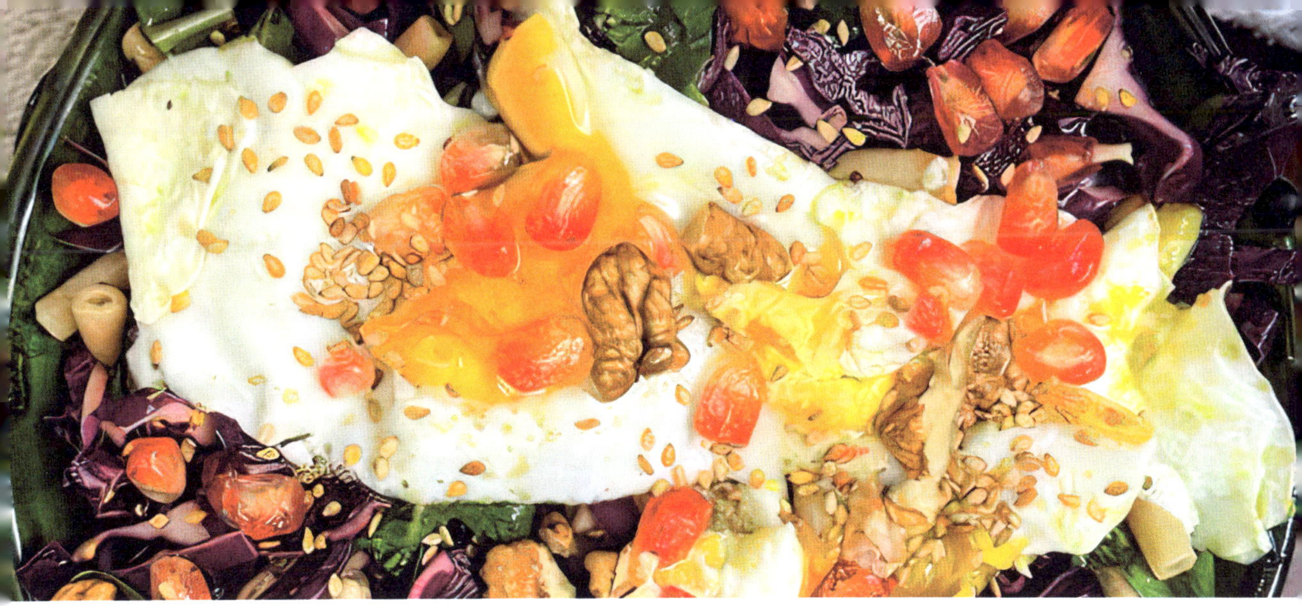

Mercredi

SALADE DE CHOU ROUGE, ROQUETTE, MACARONIS ET ŒUFS AU PLAT

Ingrédients

- 70 g de macaronis au blé complet
- Chou rouge
- Roquette
- 2 œufs
- Grenade
- Noix concassées

Pour la vinaigrette :

- 1 cuillérée à soupe d'huile de sésame
- 1 cuillérée à soupe de sauce soja salée (ou sauce tamari)
- Le jus d'½ citron jaune
- 1 cuillérée à café de moutarde
- Gingembre
- Persil frais
- Coriandre fraîche
- 1 cuillérée à soupe de levure maltée

1. Faites cuire votre portion de macaronis.
2. Coupez votre chou rouge en fines lamelles et lavez-les. Rincez également votre roquette.
3. Dans un saladier, préparez une vinaigrette en mélangeant l'huile de sésame, la sauce soja salée, le jus de citron, la moutarde, une pincée de gingembre, le persil et la coriandre fraîche, et enfin la levure maltée (qui a un goût proche du parmesan).
4. Ajoutez les légumes et les pâtes égouttées à votre vinaigrette et mélangez bien.
5. Faites cuire vos œufs au plat et ajoutez-les sur le dessus.
6. Ajoutez un peu de grenade et quelques noix concassées.

Jeudi

CHAKCHOUKA VERTE

Ingrédients

- Poireau
- Brocoli
- Chou romanesco
- Champignons
- 1 cuillérée à soupe d'huile d'olive
- 1 cuillérée à soupe de sauce soja salée (ou sauce tamari)
- Ail
- Poivre 5 baies
- 2 œufs
- Persil
- Ciboulette
- Graines de sésame
- Graines de courge
- Levure maltée
- Pain complet au levain (épeautre, petit épeautre, seigle, kamut...)

1. Découpez et lavez vos légumes : poireau, brocoli, chou romanesco, champignons...
2. Placez-les dans un wok avec l'huile d'olive, la sauce soja, un peu d'ail et de poivre, et laissez cuire à couvert en mélangeant régulièrement.
3. À mi-cuisson, ajoutez les œufs en creusant un petit puits ; ajoutez du persil, de la ciboulette et un peu de poivre. Laissez cuire à feu doux sans mélanger.
4. Quand le blanc des œufs est cuit et le jaune encore coulant, retirez du feu. Ajoutez un peu de sésame et de graines de courge sur le dessus ainsi que de la levure maltée.
5. Dégustez avec du pain complet.

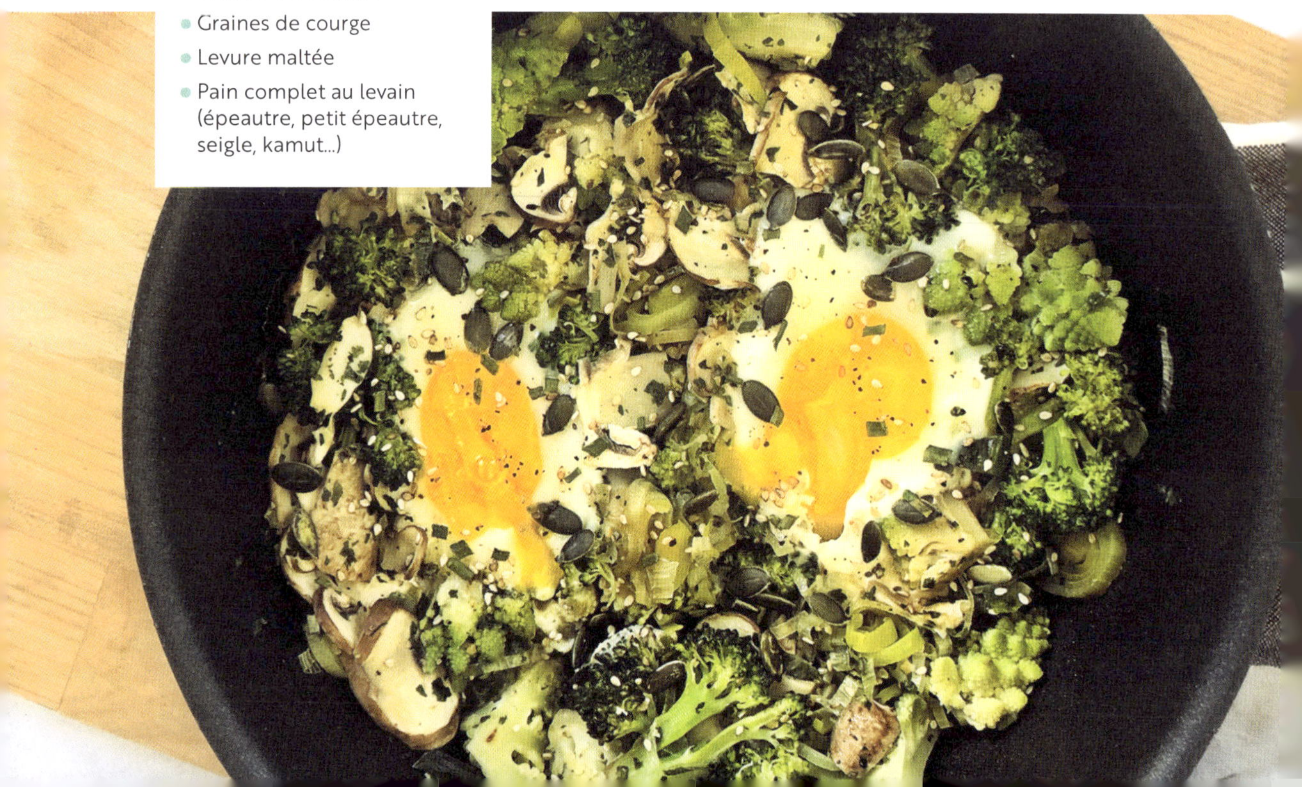

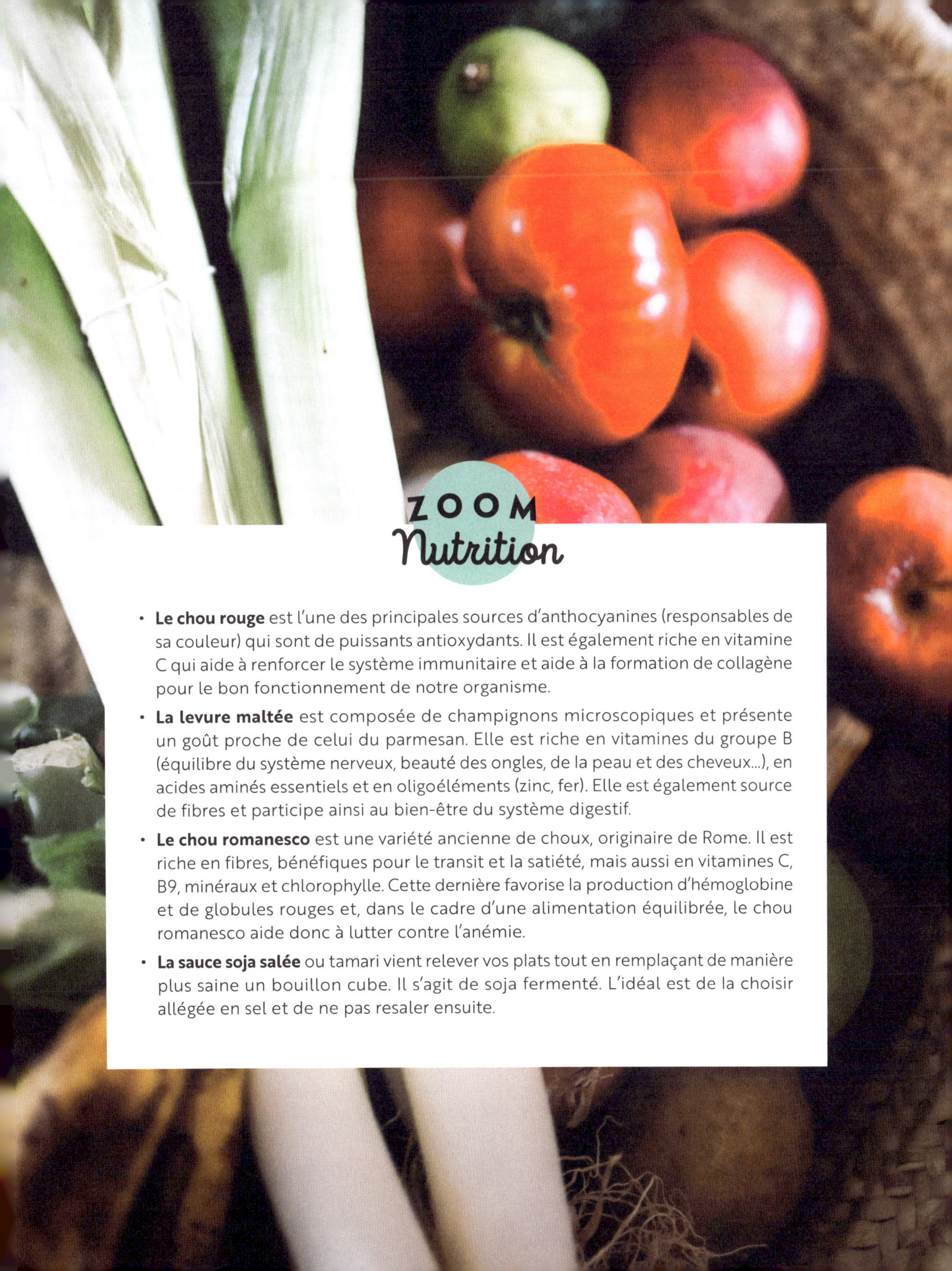

ZOOM Nutrition

- **Le chou rouge** est l'une des principales sources d'anthocyanines (responsables de sa couleur) qui sont de puissants antioxydants. Il est également riche en vitamine C qui aide à renforcer le système immunitaire et aide à la formation de collagène pour le bon fonctionnement de notre organisme.
- **La levure maltée** est composée de champignons microscopiques et présente un goût proche de celui du parmesan. Elle est riche en vitamines du groupe B (équilibre du système nerveux, beauté des ongles, de la peau et des cheveux...), en acides aminés essentiels et en oligoéléments (zinc, fer). Elle est également source de fibres et participe ainsi au bien-être du système digestif.
- **Le chou romanesco** est une variété ancienne de choux, originaire de Rome. Il est riche en fibres, bénéfiques pour le transit et la satiété, mais aussi en vitamines C, B9, minéraux et chlorophylle. Cette dernière favorise la production d'hémoglobine et de globules rouges et, dans le cadre d'une alimentation équilibrée, le chou romanesco aide donc à lutter contre l'anémie.
- **La sauce soja salée** ou tamari vient relever vos plats tout en remplaçant de manière plus saine un bouillon cube. Il s'agit de soja fermenté. L'idéal est de la choisir allégée en sel et de ne pas resaler ensuite.

Semaine 2

Vendredi

TARTINES AUX CHAMPIGNONS ET ŒUFS MOLLETS

Ingrédients

- 1 oignon
- Ail
- Huile d'olive
- 150 g de champignons de Paris
- Sauce soja salée (ou sauce tamari)
- Persil frais
- Gingembre
- Œufs (1 œuf par tartine)
- Pain complet au levain
- Fromage végétal (ou animal)
- Graines de sésame
- Graines de courge
- Ciboulette fraîche
- Salade verte

1. Émincez un oignon et de l'ail, et faites-les rissoler dans une poêle avec un peu d'huile d'olive.
2. Épluchez les champignons, coupez-les finement puis ajoutez-les dans la poêle.
3. Faites cuire à couvert et, en fin de cuisson, ajoutez un peu de sauce soja salée, de persil et de gingembre.
4. Faites cuire vos œufs dans une casserole d'eau bouillante pendant environ 6 minutes pour qu'ils deviennent mollets. Placez-les dans un bol d'eau froide après cuisson pour les écailler plus facilement.
5. Coupez de belles tranches de pain complet (vous pouvez les faire griller si vous le souhaitez).
6. Sur chaque tartine, disposez la poêlée de champignons, émiettez du fromage, ajoutez un œuf et parsemez avec quelques graines de sésame, de courge et de la ciboulette.
7. Accompagnez ces tartines d'une belle salade ou d'une soupe.

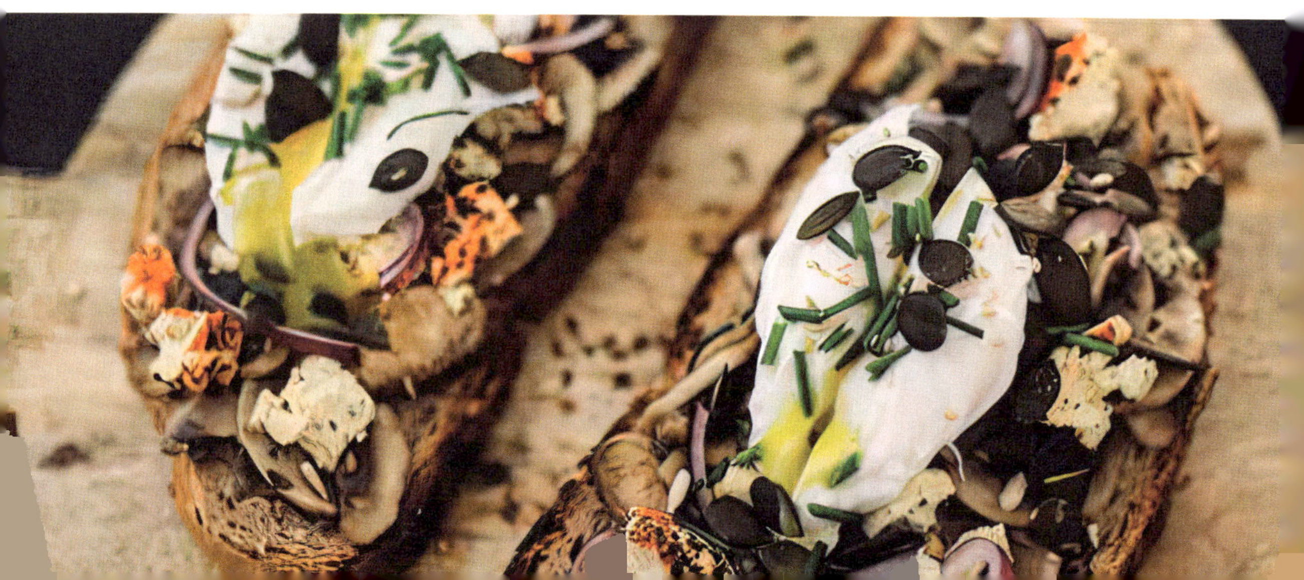

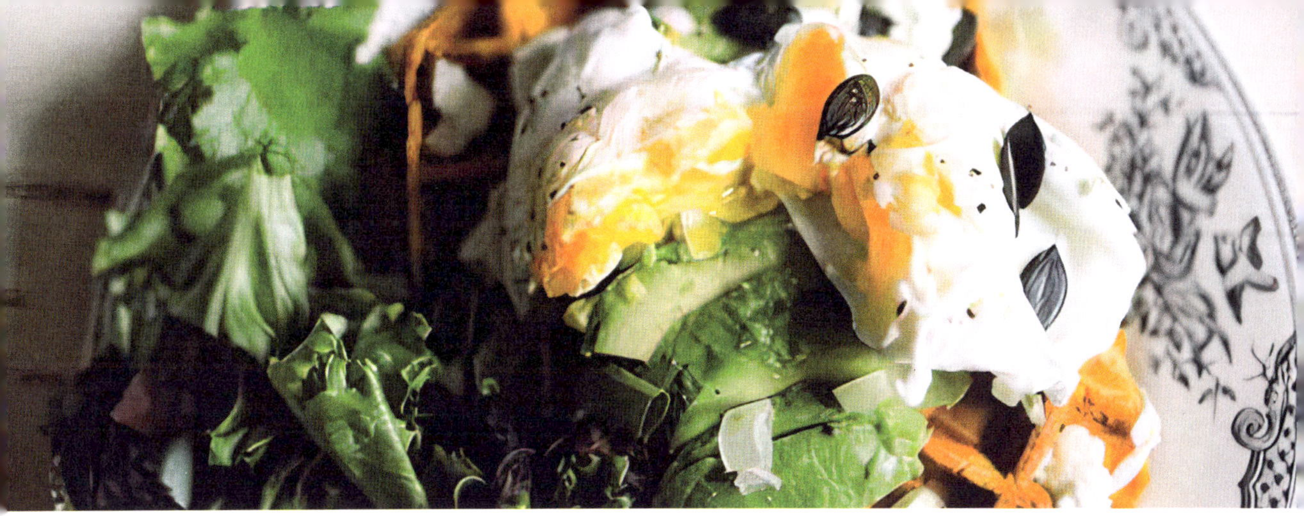

Samedi

GAUFRES DE PATATE DOUCE, AVOCAT ET ŒUF POCHÉ

Ingrédients pour 4-5 gaufres

- 300 g de patates douces
- 80 g de farine complète d'épeautre
- 1 cuillérée à café de levure chimique (ou poudre à lever)
- 2 œufs
- Ciboulette fraîche
- Sel
- Poivre noir
- Avocat
- Herbes aromatiques de votre choix (fraîches)
- Fromage de chèvre
- Salade verte

1. Épluchez et coupez vos patates douces en cubes, puis faites-les cuire dans un grand volume d'eau bouillante pendant environ 20 minutes.

2. Vérifiez la cuisson à l'aide d'un couteau : s'il passe à travers facilement, c'est cuit !

3. Écrasez les patates douces et réservez-en 300 g façon purée dans un saladier.

4. Ajoutez la farine, la levure, les œufs, la ciboulette émincée, le sel et le poivre.

5. Faites cuire 5 minutes au gaufrier.

6. Réalisez vos œufs pochés : faites chauffer une casserole d'eau avec un bouchon de vinaigre blanc pour aider à la coagulation du blanc (et pas de sel). Lorsque l'eau frémit, cassez votre œuf dans un ramequin, puis formez un tourbillon dans l'eau et plongez-y l'œuf. Attendez 3 minutes avant de sortir l'œuf avec une écumoire.

7. Ajoutez sur les gaufres quelques tranches d'avocat, un œuf poché, du sel, du poivre, des herbes fraîches et, si vous le souhaitez, du fromage de chèvre.

8. Accompagnez d'une salade verte ou de crudités.

Dimanche

COUSCOUS AUX ABRICOTS ET ZESTES D'ORANGE

Ingrédients pour 2 portions

- 20 g d'abricots secs
- 150 g de carottes
- 150 g de navets
- 1 petit poireau
- 1 petit oignon
- 150 g de tomates concassées en boîte (100 % tomates)
- 1 gousse d'ail frais
- Potiron ou potimarron
- 2 cuillérées à café d'huile d'olive
- 1 orange
- 140 g de semoule complète
- Sel
- Cannelle
- Cumin
- Noix de muscade
- Curcuma
- Grains de coriandre moulus
- Poivre noir
- 1 cuillérée à café de sauce soja salée (ou sauce tamari)
- 200 g de seitan
- Coriandre fraîche
- Olives vertes, avec noyau

1. Faites d'abord tremper les abricots secs dans de l'eau à température ambiante afin de les réhydrater.
2. Allumez votre four à 200 °C.
3. Épluchez les carottes et les navets, et coupez-les en bâtonnets.
4. Coupez le poireau en fines tranches et rincez bien à l'eau pour enlever la terre.
5. Coupez finement l'oignon et placez-le dans un grand wok. Ajoutez la conserve de tomates concassées ainsi qu'une gousse d'ail frais pressée.
6. Une fois votre wok bien chaud, ajoutez le poireau, les carottes, les navets, et faites cuire à l'étouffée (sous un couvercle) à feu moyen. Surveillez la cuisson en mélangeant souvent et, si besoin, ajoutez de l'eau dès que la préparation épaissit afin de garder une sauce.
7. Pendant ce temps, coupez quelques tranches de potiron (vous pouvez laisser la peau s'il est bio). Placez-les dans un saladier et mélangez avec 1 cuillérée à café d'huile d'olive et un peu de sel.
8. Placez les tranches de potiron sur une plaque de votre four, recouverte de papier cuisson, et enfournez pendant 20 minutes environ. Vérifiez régulièrement la cuisson à l'aide de la pointe d'un couteau.

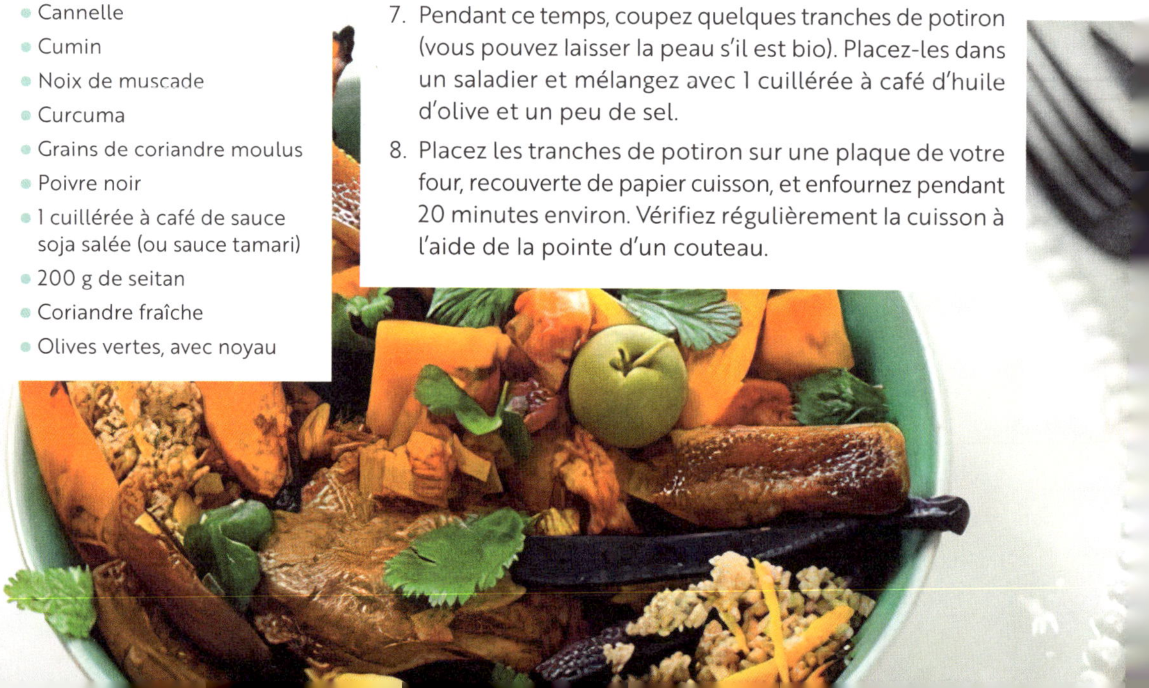

9. Coupez des zestes à l'aide d'un couteau dans la peau de votre orange. Veillez à ne pas garder la partie blanche de la peau, qui est amère. Taillez ensuite les zestes en très fines lamelles.
10. Placez dans un saladier votre semoule complète, et mélangez avec 1 cuillérée à café d'huile d'olive et un peu de sel.
11. Faites bouillir de l'eau dans une bouilloire ou une casserole et ajoutez l'eau à la semoule, à niveau. Recouvrez votre saladier d'un couvercle (ou d'une assiette) et laissez gonfler la semoule. Mélangez au bout de quelques minutes, goûtez et ajoutez de l'eau si besoin. Une fois la semoule prise, ajoutez les zestes d'orange, mélangez et recouvrez pour garder la température.
12. Dans votre wok, ajoutez 1 pincée de chaque épice : cannelle, cumin, muscade, curcuma, grains de coriandre, sel, poivre, ainsi que la sauce soja salée. Mélangez le tout et goûtez pour rectifier l'assaisonnement si besoin.
13. Une fois vos légumes cuits à votre convenance (bien tendres ou croquants), coupez le feu et ajoutez du seitan entier ainsi que la coriandre fraîche ciselée. Refermez avec le couvercle et laissez reposer.
14. Rassemblez dans votre assiette : la semoule aux zestes d'orange, les légumes en sauce, le seitan et les tranches de potiron. Ajoutez quelques olives et les abricots réhydratés et coupés en morceaux.

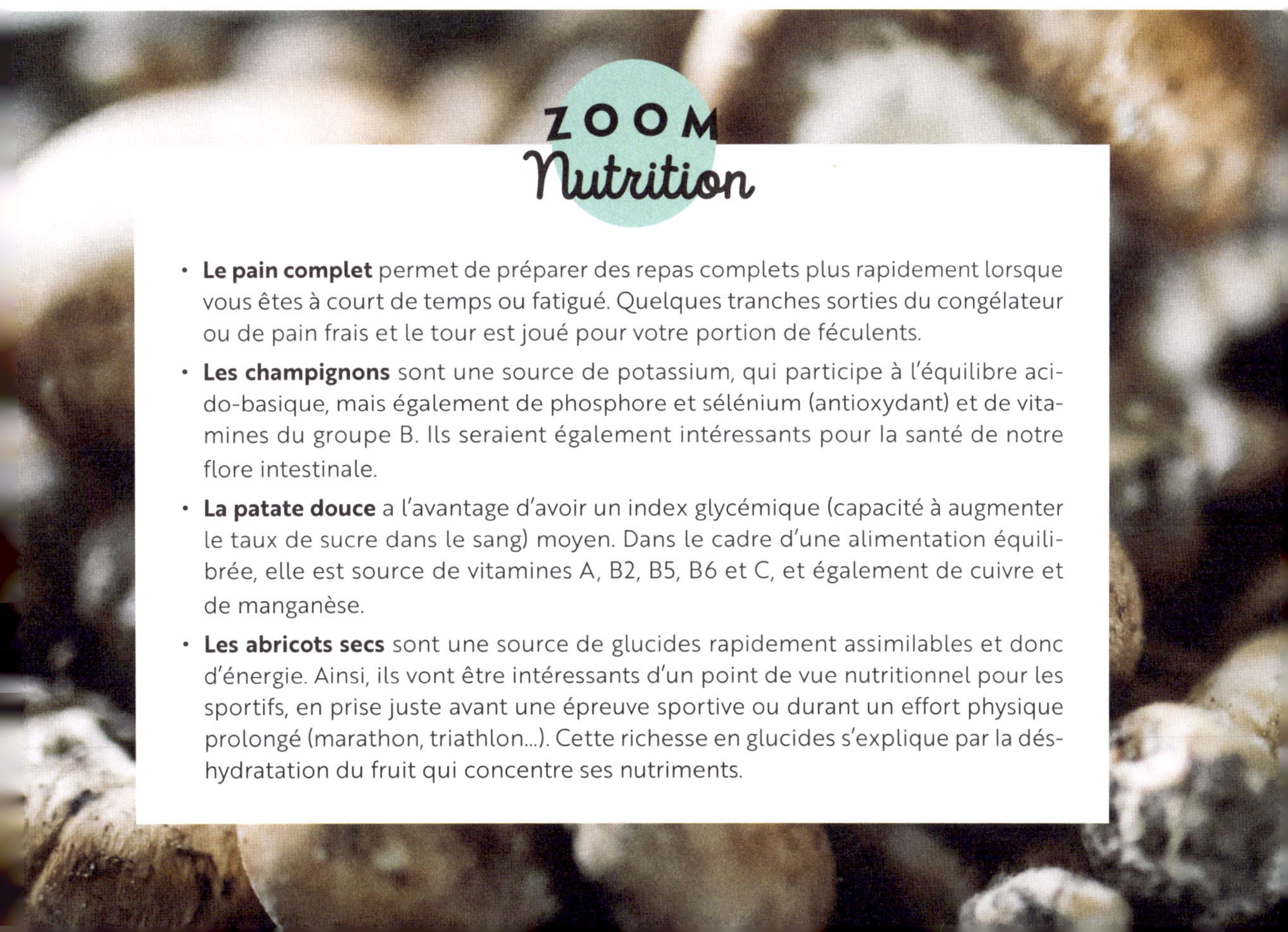

ZOOM Nutrition

- **Le pain complet** permet de préparer des repas complets plus rapidement lorsque vous êtes à court de temps ou fatigué. Quelques tranches sorties du congélateur ou de pain frais et le tour est joué pour votre portion de féculents.
- **Les champignons** sont une source de potassium, qui participe à l'équilibre acido-basique, mais également de phosphore et sélénium (antioxydant) et de vitamines du groupe B. Ils seraient également intéressants pour la santé de notre flore intestinale.
- **La patate douce** a l'avantage d'avoir un index glycémique (capacité à augmenter le taux de sucre dans le sang) moyen. Dans le cadre d'une alimentation équilibrée, elle est source de vitamines A, B2, B5, B6 et C, et également de cuivre et de manganèse.
- **Les abricots secs** sont une source de glucides rapidement assimilables et donc d'énergie. Ainsi, ils vont être intéressants d'un point de vue nutritionnel pour les sportifs, en prise juste avant une épreuve sportive ou durant un effort physique prolongé (marathon, triathlon...). Cette richesse en glucides s'explique par la déshydratation du fruit qui concentre ses nutriments.

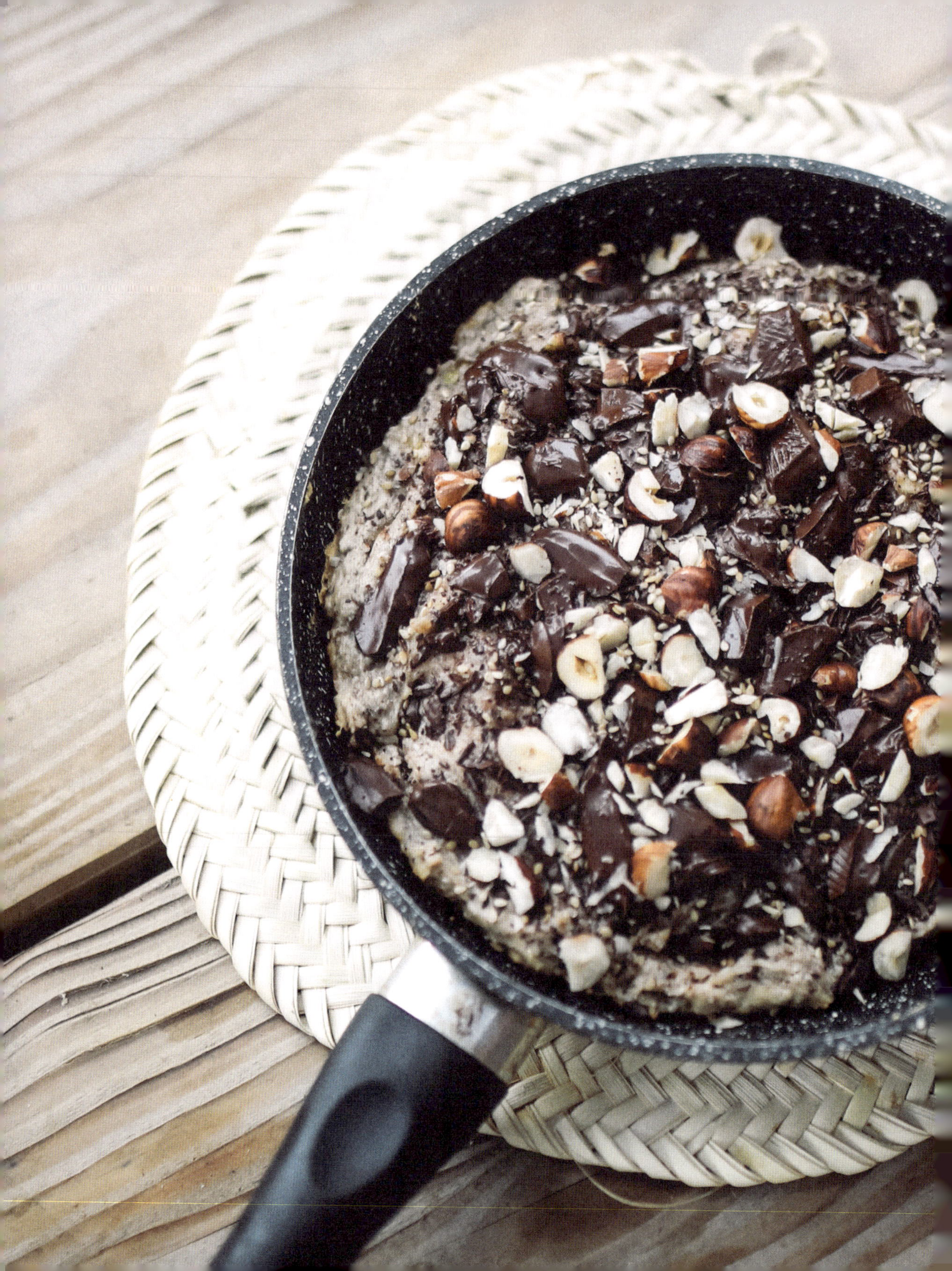

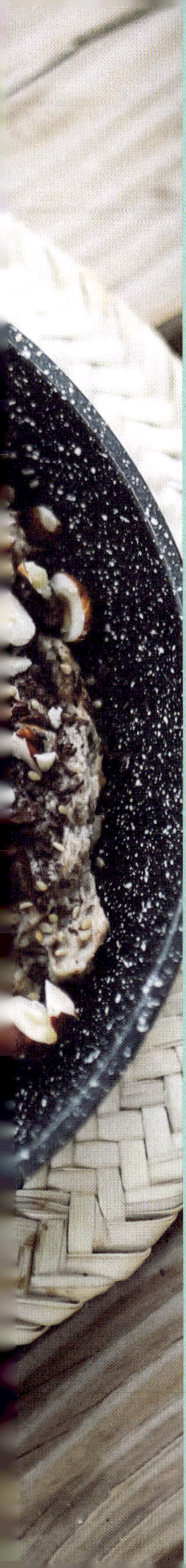

Semaine 3

JE ME RÉGALE AVEC DES DESSERTS À IG BAS

Durant cette troisième semaine, je vous parle de desserts ! Une alimentation équilibrée à index glycémique bas doit avant tout être un plaisir. Le plaisir dans l'assiette permet de faire perdurer ses bonnes habitudes alimentaires sur le long terme. Et pour les gourmands, les becs sucrés, les desserts sont des incontournables ! J'ai sélectionné pour vous mes recettes favorites sans sucre et je vous donne également mes astuces pour remplacer le sucre. Je vous parlerai aussi des boissons et des édulcorants. C'est parti !

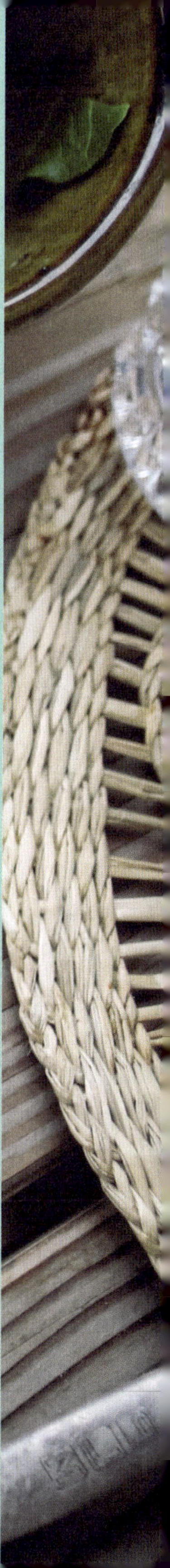

Semaine 3

DES DESSERTS… SANS SUCRE ?

Une alimentation équilibrée et à index glycémique bas, oui, mais une alimentation sans plaisir, non !

Le plaisir dans l'assiette est différent pour chacun, mais pour les becs sucrés qui me lisent, les desserts sont souvent un péché mignon. C'est pourquoi il est essentiel de les maintenir, même dans le cadre d'une alimentation à index glycémique bas. C'est tout à fait possible et il serait dommage de vous en priver ! D'autant plus que toute privation entraîne de la frustration et des compulsions alimentaires. C'est un fonctionnement qui se positionne à l'opposé du bien-être.

Pour changer vos habitudes alimentaires de manière durable, il est essentiel que le plaisir dans l'assiette soit au rendez-vous, chaque jour. C'est la condition *sine qua non* pour faire perdurer votre nouvelle hygiène de vie, des années durant, et même, toute une vie !

Pourtant, vous le savez déjà, une consommation trop importante de sucre peut entraîner, à long terme, un vieillissement prématuré de la peau, de l'hypertension, du surpoids ou encore du diabète. Qu'il s'agisse de sucre raffiné (blanc), de sucre roux, de sucre complet, de sucre de coco (produit à partir de la sève de la fleur du cocotier) ou encore de sirop d'agave ou de miel, ils restent avant tout des sucrants. Ils sont à limiter et à consommer avec parcimonie dans le cadre d'une alimentation équilibrée et à éviter totalement dans le cadre d'une alimentation à index glycémique bas. Toutefois, si vous deviez en consommer, préférez le sucre complet, le miel, le sirop d'agave et le sucre de coco.

Aujourd'hui, il est de plus en plus difficile de se déshabituer du goût du sucre, de l'éloigner de nos assiettes, et pour cause : il est partout ! Dans les plats sucrés comme dans les plats salés, de la pâtisserie à la boîte de conserve de maïs, des cornichons au jus d'avoine. Mais ce n'est pas une fatalité et, grâce à mes conseils, vous arriverez à le diminuer et à en consommer uniquement lorsque vous l'aurez décidé, c'est promis !

Mon CONSEIL

COMMENT ÉVITER LE SUCRE…

La règle d'or, je le répète, est d'éviter autant que possible tous les produits transformés. Orientez-vous davantage vers des **produits bruts** : des fruits et légumes, des céréales complètes, de la viande, du poisson, des œufs, des protéines végétales (avec minimum 18 g de protéines et maximum 10 g de matières grasses / lipides), des produits laitiers nature, des boissons ou yaourts végétaux nature, de bonnes huiles végétales, des oléagineux… de préférence issus de l'agriculture biologique. Ensuite à vous de les « transformer » et de les sublimer en les cuisinant avec des herbes, des épices et des condiments.

Si vraiment, il vous « faut » ce produit transformé, alors inspectez-le. Vérifiez la liste complète des ingrédients (laissez de côté le tableau de valeur nutritionnelle, qui vous aidera beaucoup moins). Dans cette liste, il faut que vous puissiez reconnaître chaque ingrédient et surtout que le mot « sucre » ainsi que tous ses synonymes comme : « sirop de glucose », « glucose », « sirop de riz », « cassonade » n'apparaissent pas.

… OU LE REMPLACER

Pour les recettes sucrées, rien de plus facile que de remplacer le sucre raffiné grâce à quelques astuces qui vous permettront de sucrer vos préparations :

- **des fruits frais** (une banane écrasée dans vos pancakes, des pêches dans votre yaourt nature…),
- **des fruits séchés** (des dattes mixées, des raisins secs…),
- **des compotes de fruits sans sucre ajouté** (aux pommes, aux poires…),
- **du chocolat noir** (plus de 80 % de cacao).

Toutefois, il est possible que cette envie de sucre à laquelle vous étiez tant habitué soit toujours présente. Alors pour vous donner un petit coup de pouce, j'ai une astuce **: la cure de chrome.** Il s'agit d'un oligoélément que vous trouverez en pharmacie.

Le chrome a la vertu de réguler la glycémie (le taux de sucre dans le sang). Avec une glycémie stable et constante, les envies de sucre sont généralement très largement diminuées, tout comme les envies de grignotage. Évidemment ce petit coup de pouce ne fonctionne que dans le cadre d'une alimentation équilibrée et ne remplacera jamais la motivation et la volonté.

ZOOM sur

LES SODAS, JUS DE FRUITS ET BOISSONS ALCOOLISÉES

Malheureusement, il n'y a pas que les aliments qui contiennent du sucre. Les boissons ont aussi une place de choix parmi les produits sucrés. Les sodas, jus de fruits (même « maison » ou « 100 % jus de fruits pressés ») et boissons alcoolisées sont riches en sucre et à limiter dans le cadre d'une alimentation équilibrée à index glycémique bas.

Alors, en parallèle de votre alimentation, comme l'un ne va pas sans l'autre, pensez à faire évoluer vos choix de boissons. L'eau est la seule boisson indispensable et recommandée quotidiennement, à raison de 1,5 à 2 litres minimum par jour. Pour modifier le goût de l'eau, vous pouvez y ajouter des morceaux de fruits tels que des fraises, des framboises, des quartiers d'orange, etc. Vous pouvez également y ajouter le jus d'un citron et quelques herbes aromatiques telles que la menthe ou encore le basilic. Voici deux idées de boisson sans sucre !

LE PUMPKIN SPICE LATTE

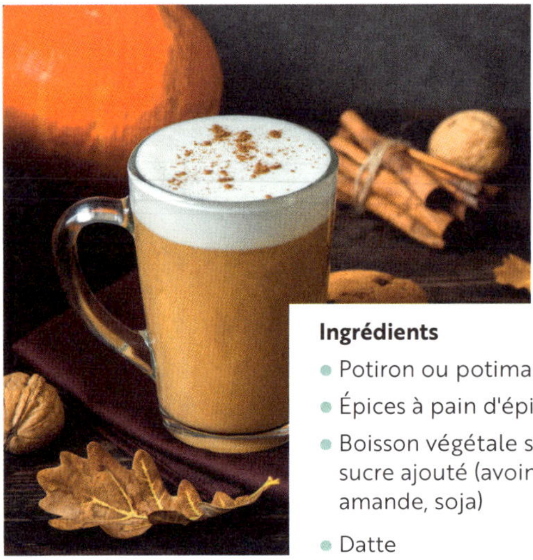

Ingrédients

- Potiron ou potimarron
- Épices à pain d'épices
- Boisson végétale sans sucre ajouté (avoine, amande, soja)
- Datte

1. Faites cuire des cubes de potiron dans de l'eau chaude jusqu'à ce qu'ils soient fondants.
2. Mixez les cubes de potiron avec une datte jusqu'à obtenir une purée bien homogène.
3. Mixez environ 50 g de purée avec environ 150 ml de boisson végétale et 2 pincées d'épices à pain d'épices. Vous pouvez également ajouter, si vous le souhaitez, un expresso ou de la chicorée.
4. Faites chauffer le tout et dégustez.

LA TISANE GLACÉE AUX FRUITS

Ingrédients

- Herbes aromatiques de votre choix
- Fruits de saison de votre choix
- Tisane ou rooibos

1. Faites bouillir 1 litre d'eau et laissez infuser 20 g de rooibos ou de tisane dans une carafe, puis laissez refroidir à température ambiante.
2. Coupez les fruits que vous avez choisis, puis pilez-les.
3. Mélangez le tout dans la carafe et laissez reposer au réfrigérateur la préparation au moins 2 heures.

Voici quelques idées de mélanges :

- Pastèque et menthe
- Citron (jaune ou vert) et menthe
- Fraises et basilic
- Pêche/nectarine et basilic
- Orange et myrtilles/mûres
- Concombre, citron et gingembre
- Ananas et sauge
- Framboises et citron

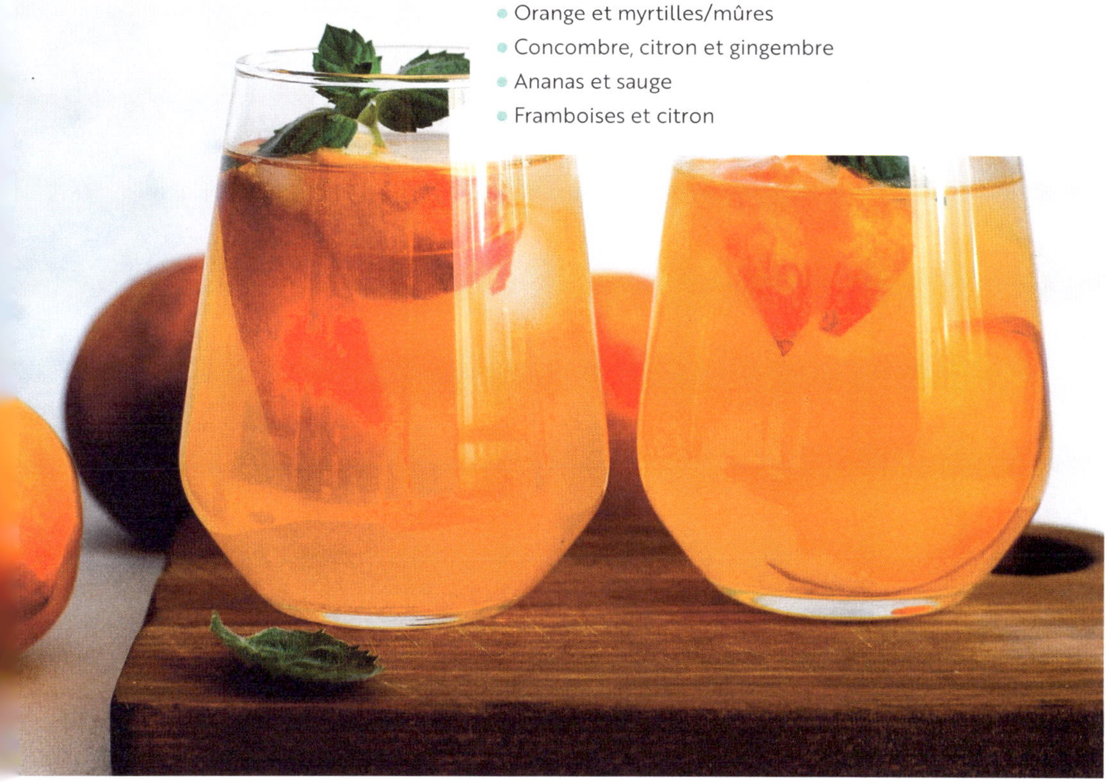

Semaine 3

à SAVOIR

LES ÉDULCORANTS, CES FAUX AMIS

Ils se nomment aspartame, sucralose, acésulfame K ou encore saccharine. Considérés comme « faux » sucres, les édulcorants sont utilisés dans de nombreux produits dits « light » ou allégés afin de donner ce goût sucré tant apprécié, sans pour autant apporter les calories du sucre. Cependant, l'alimentation n'est pas uniquement une question de calories mais bien de santé en premier lieu.

Aujourd'hui, de nombreuses études démontrent les effets négatifs des édulcorants sur la santé. Nous savons que la consommation régulière d'édulcorants augmente le risque de résistance à l'insuline, ce qui, à long terme, entraîne un risque de diabète de type 2 ; tout comme une consommation excessive et régulière de sucre. Le cerveau enregistre l'absorption d'édulcorant quasiment de la même manière qu'une absorption de sucre. En effet, il va mettre en marche les mêmes mécanismes et donc, entre autres, la sollicitation de l'insuline.

Par ailleurs, la consommation d'édulcorants entretient le goût pour le sucre et, de ce fait, il ne s'agit pas d'une bonne alternative pour se « sevrer » du sucre. C'est un cercle vicieux car « le sucre appelle le sucre » et l'envie de produits sucrés se perpétue.

Une étude a aussi mis en avant que les édulcorants perturbent la composition de la flore intestinale, ce qui pourrait, à long terme, provoquer des troubles métaboliques tels que l'intolérance au glucose (prédiabète) ou le diabète mais également d'autres pathologies en lien avec une flore intestinale déséquilibrée. Des études sont encore en cours aujourd'hui pour faire le lien entre la qualité de la flore intestinale et certaines pathologies. Les médecins et chercheurs sont de plus en plus nombreux à mettre en avant l'impact de la qualité de la flore intestinale sur la santé.

LES FRUITS

Les fruits sont des pépites nutritionnelles. Ils sont source de vitamines, de minéraux, mais participent également à l'hydratation pour certains d'entre eux qui sont riches en eau, comme la pastèque que l'on apprécie tout particulièrement en été pour son côté rafraîchissant.

L'idéal est de les varier au maximum pour bénéficier des différents minéraux et vitamines qu'ils apportent : certains seront plus riches en vitamine C, d'autres en potassium ou encore en provitamine A.

Bien choisir ses fruits...

Afin de bénéficier de l'ensemble de leurs bienfaits, il est important, là aussi, de les sélectionner issus de **l'agriculture biologique**. Ainsi, pour certains d'entre eux, on pourra consommer la peau qui concentre de nombreux nutriments (pomme, poire, nectarine, pêche...), tout en évitant d'absorber les pesticides et autres traitements qui se logent en priorité sur l'enveloppe externe du fruit.

En plus du fait que votre fruit sera bien plus savoureux s'il est issu de l'agriculture biologique, de nombreuses études mettent en avant la différence de qualité nutritionnelle entre les fruits issus de l'agriculture biologique et ceux issus de l'agriculture conventionnelle. Un exemple très parlant est celui de la pomme : **une pomme de 1950 équivaut à 100 pommes d'aujourd'hui en termes d'apport en vitamine C.** Alors à quoi bon consommer des fruits pour leur richesse en nutriments s'ils en sont finalement dépourvus ? Quel dommage ! Et nous voilà à la pharmacie pour acheter des compléments alimentaires en tout genre, alors qu'une alimentation de qualité devrait suffire.

N'oubliez pas que les **aliments bruts** sont toujours moins onéreux que les aliments transformés. Alors si vous rééquilibrez votre alimentation de manière globale, c'est également votre budget courses qui est rééquilibré et les économies réalisées sur les produits transformés pourront alors être utilisées pour l'achat de produits issus de l'agriculture biologique.

Semaine 3

Il est également primordial de consommer des **fruits de saison**. Vous pouvez garder mon **calendrier** (p. 124) sur votre téléphone afin de pouvoir l'utiliser durant vos courses. Tout d'abord parce que c'est à ce moment là qu'ils auront la meilleure densité nutritionnelle, qu'ils seront les plus goûteux, mais aussi parce que cela évitera une lourde empreinte carbone (transports, utilisation de technologies énergivores...). À moins que vous n'ayez été prévoyant en allant à la cueillette des fraises et framboises en pleine saison pour les stocker au **congélateur** pour cet hiver...

L'idéal est ensuite de sélectionner une **production locale**. Pour cela, en fonction de la région dans laquelle vous habitez, vous pouvez tout simplement acheter directement au producteur, à la ferme. Sinon, les AMAP (Associations pour le maintien de l'agriculture paysanne) existent ou d'autres associations regroupant des agriculteurs locaux et permettant de passer par un circuit court et local.

À chacun ses petits plaisirs mais, pour ma part, j'aime faire le marché ou rendre visite aux producteurs à la ferme pour faire mes courses !

... et bien les consommer

Il y a un dernier paramètre extrêmement important : la dégustation de vos fruits. L'idéal est de **les consommer crus, avec leur peau** quand cela est possible, **et fraîchement cueillis**. Tout simplement pour bénéficier de leurs fibres qui participent au bien-être digestif et qui ralentissent aussi l'impact glycémique du fruit.

Vous pouvez simplement croquer dedans, les couper en dés dans vos yaourts au soja nature et fromages blancs, les tartiner de purée d'oléagineux, les ajouter à votre porridge pour un petit-déjeuner gourmand, en faire des brochettes de fruits, les tremper dans du chocolat noir ou encore réaliser des salades de fruits accompagnées de menthe et basilic frais... Les possibilités sont infinies !

Il est également essentiel de toujours consommer votre portion de fruit au sein d'un repas ou d'une collation afin d'éviter un pic de glycémie (qui surviendrait en cas de consommation isolée).

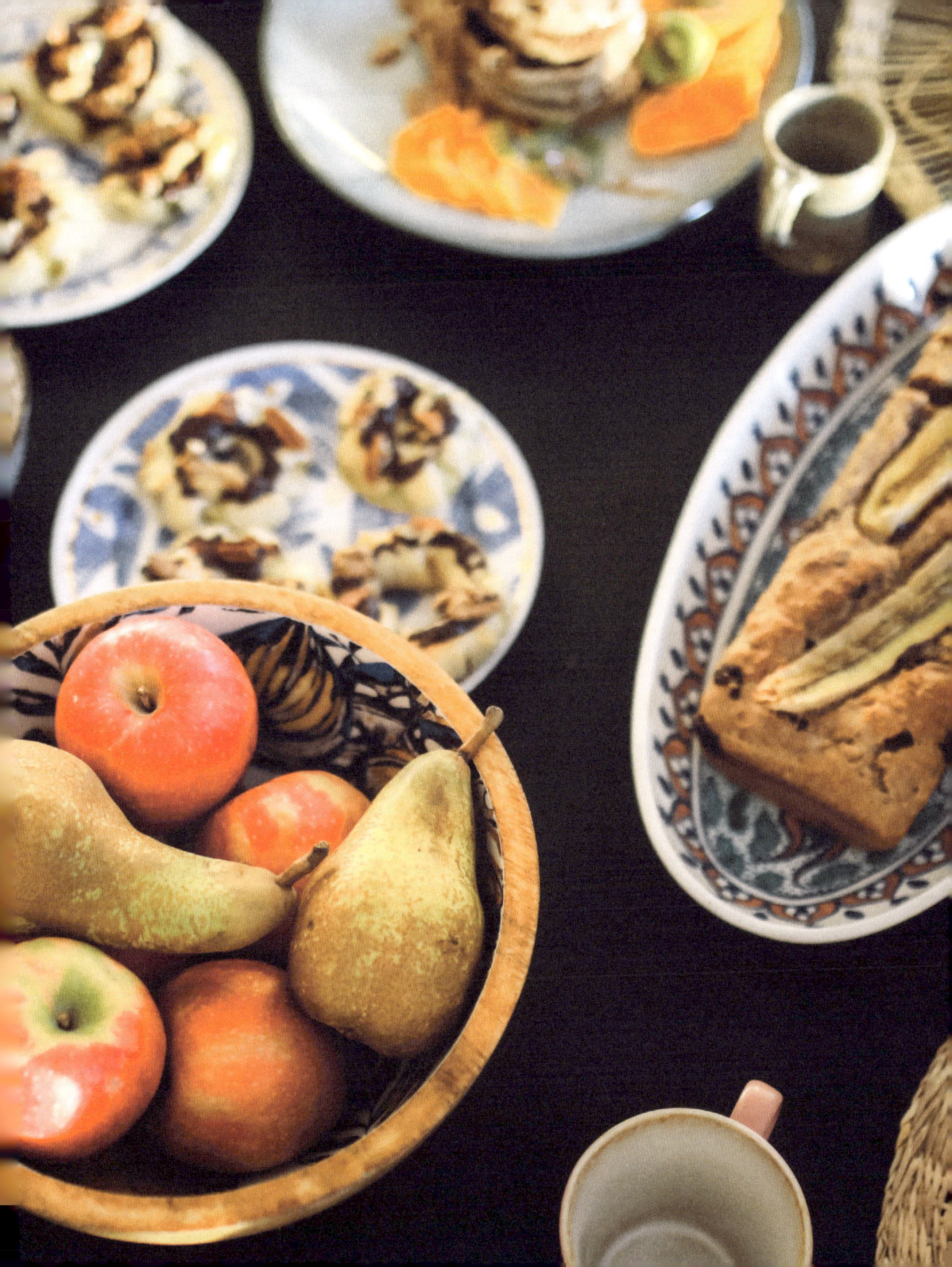

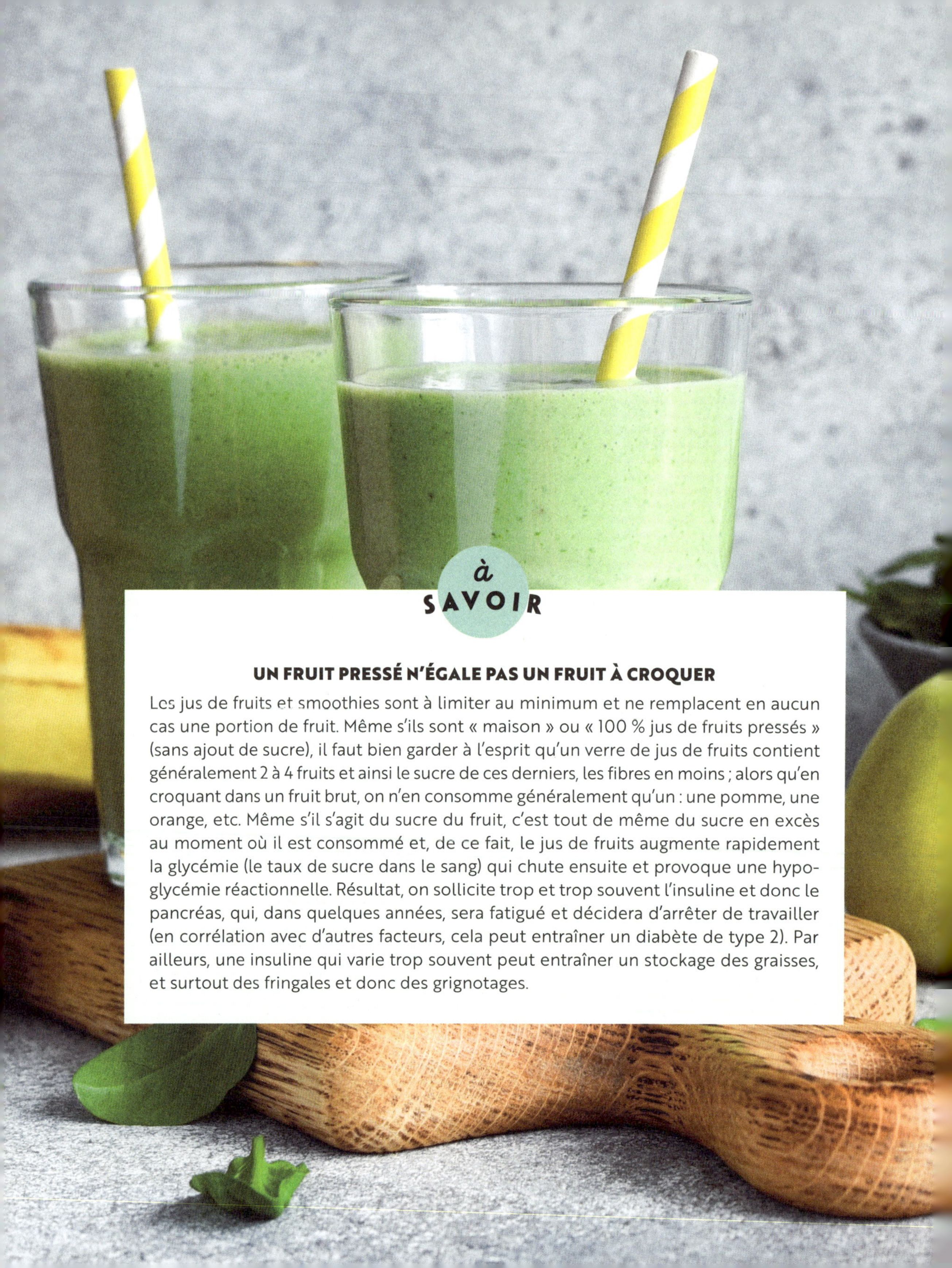

à SAVOIR

UN FRUIT PRESSÉ N'ÉGALE PAS UN FRUIT À CROQUER

Les jus de fruits et smoothies sont à limiter au minimum et ne remplacent en aucun cas une portion de fruit. Même s'ils sont « maison » ou « 100 % jus de fruits pressés » (sans ajout de sucre), il faut bien garder à l'esprit qu'un verre de jus de fruits contient généralement 2 à 4 fruits et ainsi le sucre de ces derniers, les fibres en moins ; alors qu'en croquant dans un fruit brut, on n'en consomme généralement qu'un : une pomme, une orange, etc. Même s'il s'agit du sucre du fruit, c'est tout de même du sucre en excès au moment où il est consommé et, de ce fait, le jus de fruits augmente rapidement la glycémie (le taux de sucre dans le sang) qui chute ensuite et provoque une hypoglycémie réactionnelle. Résultat, on sollicite trop et trop souvent l'insuline et donc le pancréas, qui, dans quelques années, sera fatigué et décidera d'arrêter de travailler (en corrélation avec d'autres facteurs, cela peut entraîner un diabète de type 2). Par ailleurs, une insuline qui varie trop souvent peut entraîner un stockage des graisses, et surtout des fringales et donc des grignotages.

UNE SEMAINE DE DESSERTS À IG BAS

Lundi

CRÈME AVOCAT-CHOCOLAT

Ingrédients pour 4 ramequins de taille moyenne

- 2 avocats bien mûrs
- 1 yaourt au soja nature
- 100 g de chocolat noir (minimum 75 % de cacao)
- Fruits de saison de votre choix

1. Faites fondre votre chocolat noir au bain-marie.
2. Placez dans votre blender les avocats, le yaourt au soja et le chocolat noir fondu. Mixez le tout jusqu'à obtenir une crème bien onctueuse.
3. Remplissez les ramequins et placez au réfrigérateur pendant au moins 30 minutes.
4. Dégustez avec des fruits frais.

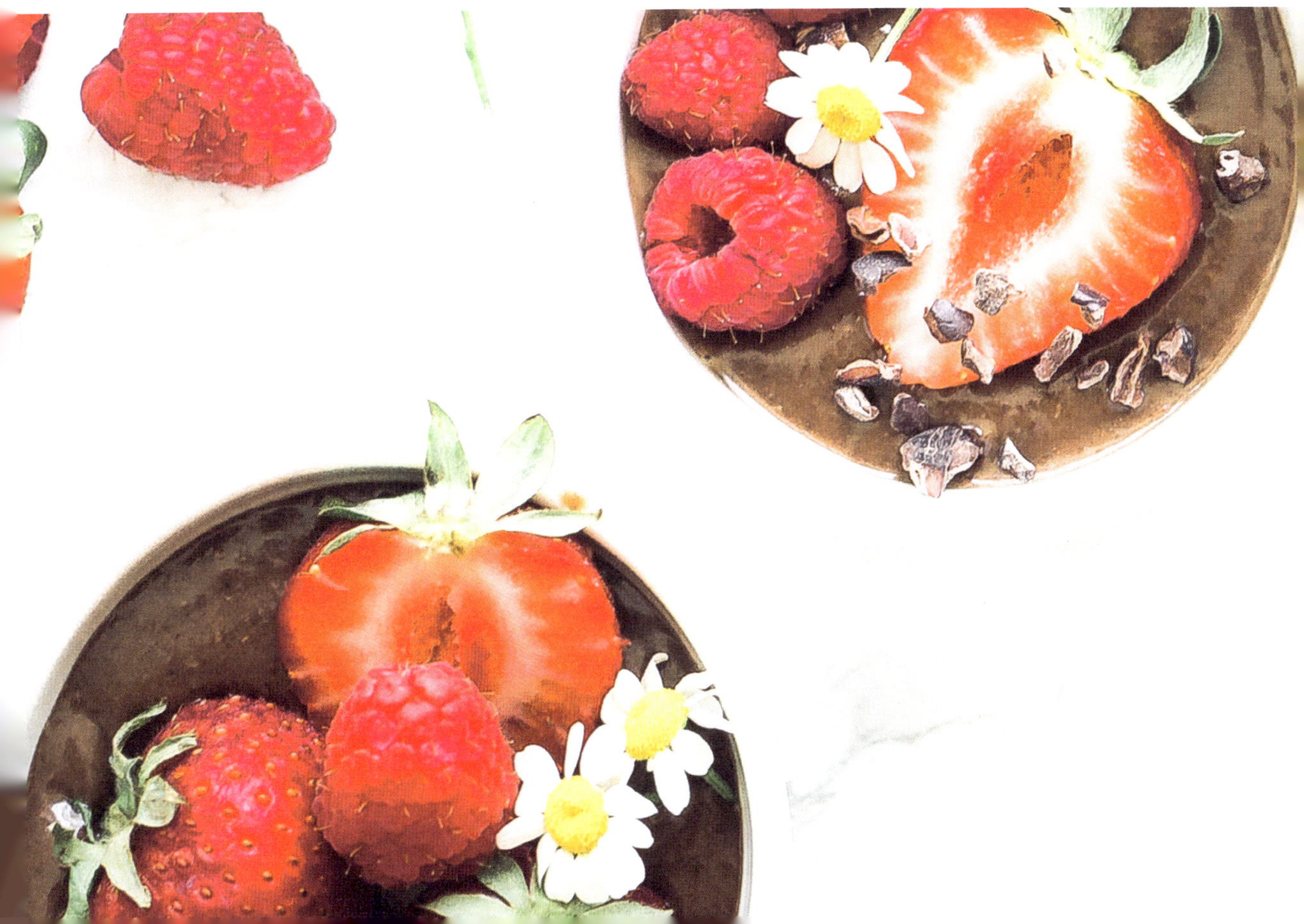

Mardi
CARROT CAKE

Ingrédients

- 6 cuillérées à café de graines de chia
- 100 g de purée de pomme (sans sucre ajouté)
- 100 g de farine complète
- 80 g de poudre d'amande
- 1 ½ cuillérée à café de levure chimique (ou poudre à lever)
- 1 cuillérée à café de cannelle
- 30 g de noix de pécan
- 80 g de dattes (variété medjoul)
- 150 g de carottes
- Purée d'oléagineux sans sucre ajouté (amande, noisette, cacahuète...)
- Flocons d'avoine

1. Préchauffez votre four à 200 °C.
2. Dans un bol, plongez les graines de chia dans 100 ml d'eau et laissez-les gonfler pendant environ 15 minutes.
3. Pendant ce temps, mélangez dans le bol d'un robot ou d'un blender : la purée de pomme, la farine complète, la poudre d'amande, la levure chimique, la cannelle, les noix de pécan et les dattes medjoul.
4. Mixez le tout pour obtenir une pâte homogène (veillez bien à ce que les dattes soient mixées correctement).
5. Épluchez et râpez les carottes.
6. Ajoutez les carottes râpées et les graines de chia à la pâte, et mélangez. Vous pouvez ajouter une goutte de boisson végétale pour vous aider à incorporer les carottes à la pâte.
7. Placez la préparation dans un moule et enfournez à 200 °C pendant 40 minutes environ. Vérifiez la cuisson à l'aide d'un couteau.
8. Laissez refroidir votre gâteau puis démoulez-le.
9. Répartissez sur le dessus du gâteau de la purée d'oléagineux à l'aide d'une cuillère. Saupoudrez de graines de chia (qui vont permettre au « glaçage » de durcir). Ajoutez des noix de pécan et quelques flocons d'avoine pour la décoration.
10. Placez le carrot cake au réfrigérateur pendant 2 à 3 heures avant de déguster.

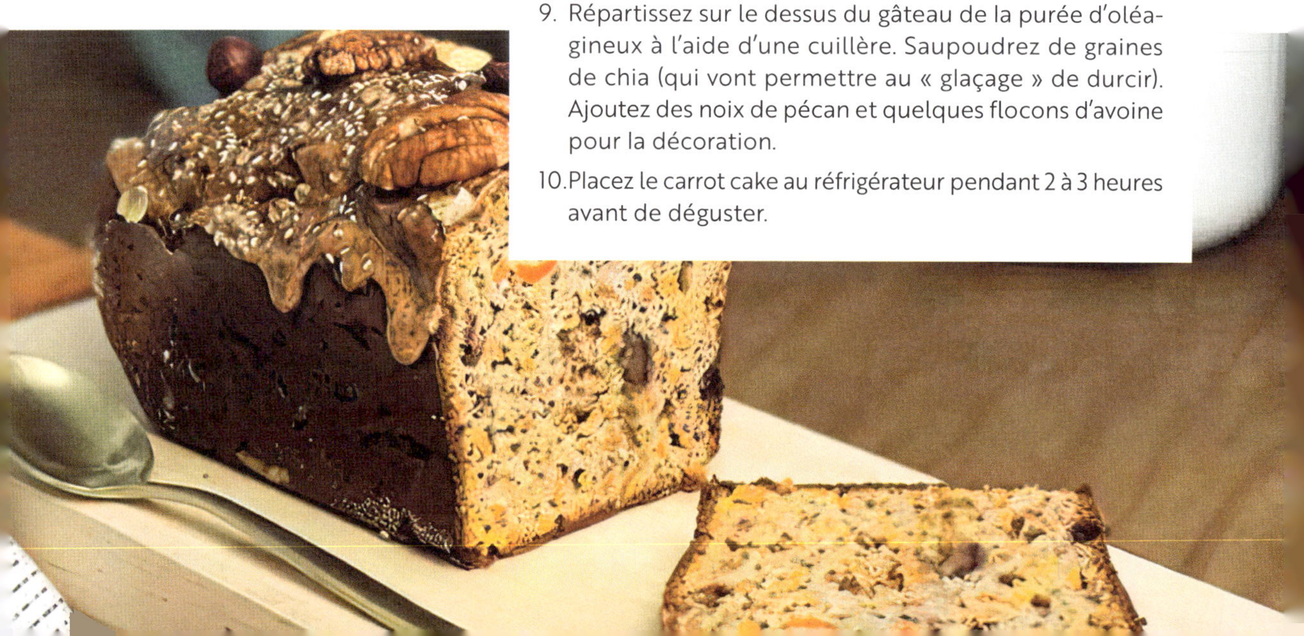

ZOOM Nutrition

- **L'avocat** est un fruit oléagineux riche en acides gras de qualité tels que l'acide gras oléique, bénéfique pour la santé cardiovasculaire. L'avocat étant riche en lipides et fibres, il a l'avantage d'être rassasiant. Il est primordial de le sélectionner bio afin qu'il soit de qualité et vous permette ainsi de bénéficier de sa richesse en vitamines et minéraux. Pour note : 1 cuillérée à soupe d'huile végétale = ½ avocat.
- **Le chocolat noir** (idéalement à 85 %) est une source de magnésium mais surtout de flavonoïdes. En effet, le cacao est l'un des aliments qui contiennent le plus de flavonoïdes, et ces composés sont dits antioxydants puisqu'ils protègent nos cellules des radicaux libres (qui entraînent le vieillissement de nos cellules). Plus le taux de cacao va être élevé, meilleure sera sa valeur nutritionnelle. L'idéal est de le sélectionner bio, issu du commerce équitable et sans lécithine.
- **Les noix de pécan** sont riches en acides gras mono-insaturés et poly-insaturés qui, dans le cadre d'une alimentation équilibrée, jouent un rôle dans la bonne régulation du cholestérol. Elles sont également source de vitamines (E, groupe B), minéraux et oligoéléments.

Semaine 3

Mercredi

TARTELETTES AUX FIGUES SANS CUISSON

Ingrédients pour 4 tartelettes

- 8 figues
- Romarin
- Le jus d'1 citron jaune
- 45 g de poudre d'amande
- 75 g de dattes dénoyautées
- 20 g de noisettes
- 20 g d'amandes
- Extrait d'amande amère
- 100 g de brousse ou ricotta

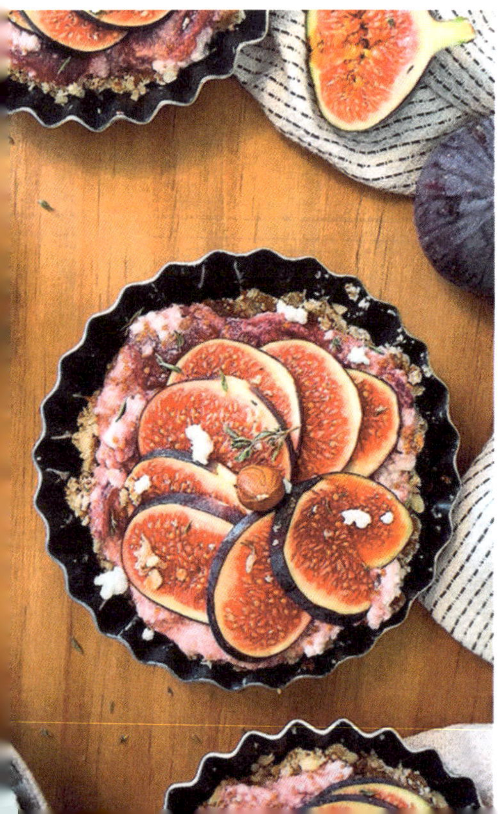

1. Mettez de côté 4 figues et coupez les autres en petits cubes.
2. Placez-les dans une casserole pour préparer une compote. Chauffez à feu doux et mélangez régulièrement pendant 10 minutes environ pour obtenir une texture onctueuse. Ajoutez un peu de romarin et de jus de citron.
3. Pour obtenir une pâte sans cuisson, placez dans le bol d'un blender la poudre d'amande, les dattes, les noisettes, les amandes ainsi qu'une goutte d'arôme d'amande amère. Mixez le tout jusqu'à obtenir une poudre fine et homogène.
4. Recouvrez vos moules à tartelettes d'un film alimentaire ou de papier cuisson (afin de démouler facilement vos tartelettes ensuite) et répartissez de façon équivalente votre pâte dans chaque moule.
5. Appuyez à l'aide de vos doigts sur la pâte pour l'aplatir et l'uniformiser. Vous pouvez vous aider d'un verre si vous le souhaitez.
6. Mélangez votre compote de figues avec les 100 g de brousse ou de ricotta.
7. Répartissez uniformément cette préparation dans vos tartelettes.
8. Coupez les 4 figues restantes en fines lamelles et placez une figue coupée sur chaque tartelette.
9. Décorez avec un peu de romarin, de jus de citron, de petits morceaux de brousse ou ricotta, quelques noisettes...
10. Placez le tout au réfrigérateur et dégustez bien frais.

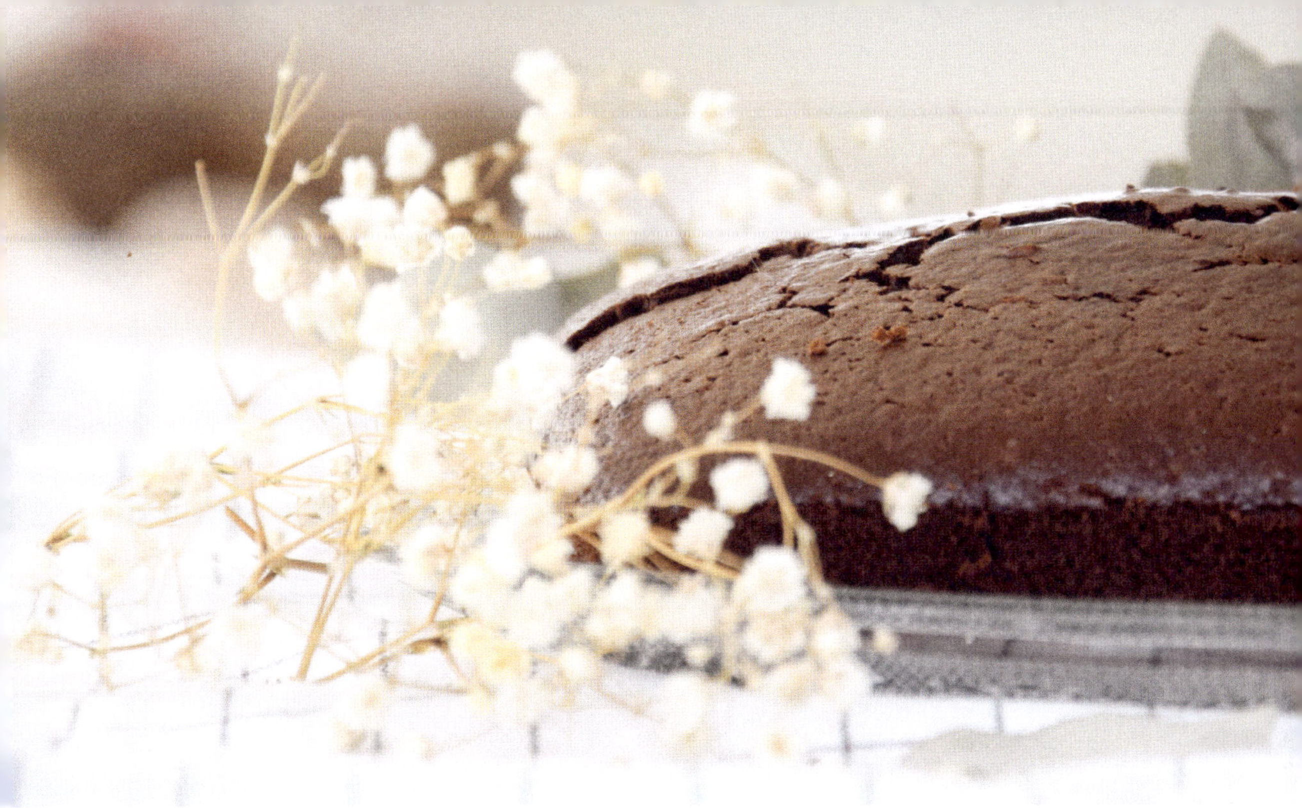

Jeudi

MOELLEUX AU CHOCOLAT ET À LA BETTERAVE

Ingrédients

- 2 cuillérées à soupe de graines de chia
- 250 g de betteraves cuites
- 40 ml de boisson végétale sans sucre ajouté (avoine, amande, soja)
- 200 g de chocolat noir (minimum 70 % de cacao)
- 3 cuillérées à soupe de purée de pomme sans sucre ajouté
- 100 g de farine complète
- 1 sachet de levure chimique (ou poudre à lever)
- Sel

1. Préchauffez votre four à 160 °C et mélangez dans un bol les graines de chia avec 6 cuillérées à soupe d'eau. Laissez-les gonfler pendant 15 minutes environ.
2. Mixez dans votre blender les betteraves cuites et la boisson végétale.
3. Faites fondre le chocolat noir au bain-marie.
4. Dans un saladier, fouettez ensemble : les betteraves mixées, le chocolat fondu, la purée de pomme et les graines de chia.
5. Ajoutez la farine complète, la levure chimique et une pincée de sel. Mélangez.
6. Versez la pâte dans un moule à cake et enfournez pour 45 minutes. Vérifiez la cuisson à l'aide d'un couteau.

ZOOM Nutrition

- **Les dattes** sont une source de potassium (il contribue au bon fonctionnement neuromusculaire, cardiaque, des enzymes et intervient dans le métabolisme cellulaire) et de fibres (participant au bon fonctionnement du transit). Elles sont une excellente alternative pour remplacer le sucre dans vos recettes.
- **Les figues** participent au bien-être digestif grâce à la quantité de fibres qu'elles contiennent. Elles ont également une densité minérale élevée en étant une bonne source de potassium, calcium, phosphore et de magnésium.
- **La betterave**, dans le cadre d'une alimentation équilibrée, a un effet bénéfique sur la pression artérielle qu'elle aide à réduire. Ceci est dû aux nitrates qu'elle contient en quantité significative mais aussi au potassium qu'elle fournit. La betterave contient enfin de puissants antioxydants.

Vendredi

CHEESECAKE AGRUMES-PASSION EN TARTELETTES SANS CUISSON

Ingrédients pour 4 tartelettes

- 150 g de noix de cajou
- 45 g de poudre d'amande
- 75 g de dattes dénoyautées
- 20 g de noisettes
- 20 g d'amandes
- 125 ml de boisson végétale à base d'amande (sans sucre ajouté)
- 60 g de purée de noix de cajou (sans sucre ajouté)
- 1 cuillérée à soupe de jus de citron jaune
- 2 cuillérées à soupe de jus d'orange
- 1 orange ou 1 citron jaune
- 4 fruits de la passion

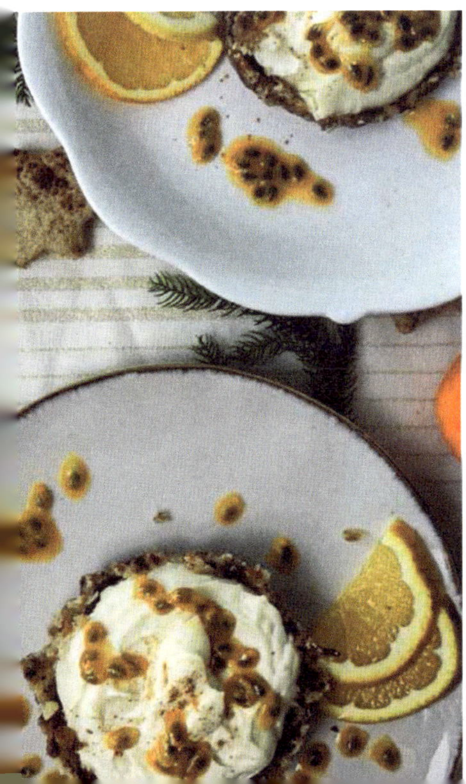

→ Faites tremper la veille 150 g de noix de cajou.

→ Recette à préparer le jour J, au moins 4 heures avant la dégustation.

1. Pour obtenir une pâte sans cuisson, placez dans le bol d'un blender la poudre d'amande, les dattes dénoyautées et coupées grossièrement, les noisettes et les amandes. Mixez le tout jusqu'à obtenir une pâte homogène (tout en conservant des morceaux).
2. Recouvrez vos moules de papier cuisson et répartissez de façon équivalente votre pâte dans chaque moule.
3. Appuyez à l'aide de vos doigts sur la pâte pour l'aplatir et l'uniformiser. Vous pouvez vous aider du dessous d'un verre si vous le souhaitez, puis placez au frais.
4. Préparez l'appareil à cheesecake en mixant les noix de cajou (récupérées de la veille), la boisson végétale à base d'amande, la purée de noix de cajou, le jus de citron et le jus d'orange.
5. Ajoutez ensuite quelques zestes de citron ou d'orange. Attention, veillez à utiliser des fruits bio et bien nettoyés. Prélevez uniquement des petits bouts d'écorce à l'aide d'une râpe par exemple, sans utiliser la partie blanche sous la peau, qui est très amère.
6. Placez l'appareil à cheesecake sur la pâte puis placez au congélateur pendant au minimum 2 heures.
7. Ajoutez ensuite la chair des fruits de la passion sur le dessus (1 fruit par tartelette) et dégustez bien frais.

Semaine 3

Samedi

BANANA BREAD

Ingrédients

- 3 bananes
- 170 ml de boisson végétale sans sucre ajouté (avoine, amande, soja)
- 50 g de purée d'oléagineux sans sucre ajouté (amande, noisette, cacahuète...)
- 70 g de chocolat noir (minimum 70 % de cacao)
- 100 g de farine de sarrasin complète
- 100 g de farine de kamut complète
- 50 g de poudre d'amande
- ½ sachet de levure chimique (ou poudre à lever)
- 1 cuillérée à café de cannelle
- ½ cuillérée à café de gingembre moulu

1. Préchauffez votre four à 160 °C.
2. Écrasez les bananes puis mélangez-les dans un saladier avec la boisson végétale, la purée d'oléagineux et le chocolat noir en petits morceaux.
3. Dans un autre saladier mélangez la farine de sarrasin, la farine de kamut, la poudre d'amande, la levure chimique, la cannelle et le gingembre moulu.
4. Versez le mix de farines dans le premier saladier, mélangez puis versez la préparation dans un moule à cake ou dans des moules à muffins.
5. Ajoutez 1 banane coupée en 2 ou en rondelles sur le dessus.
6. Faites cuire pendant 35 minutes environ pour un cake et 20 minutes environ pour des muffins. Vérifiez la cuisson à l'aide d'un couteau.

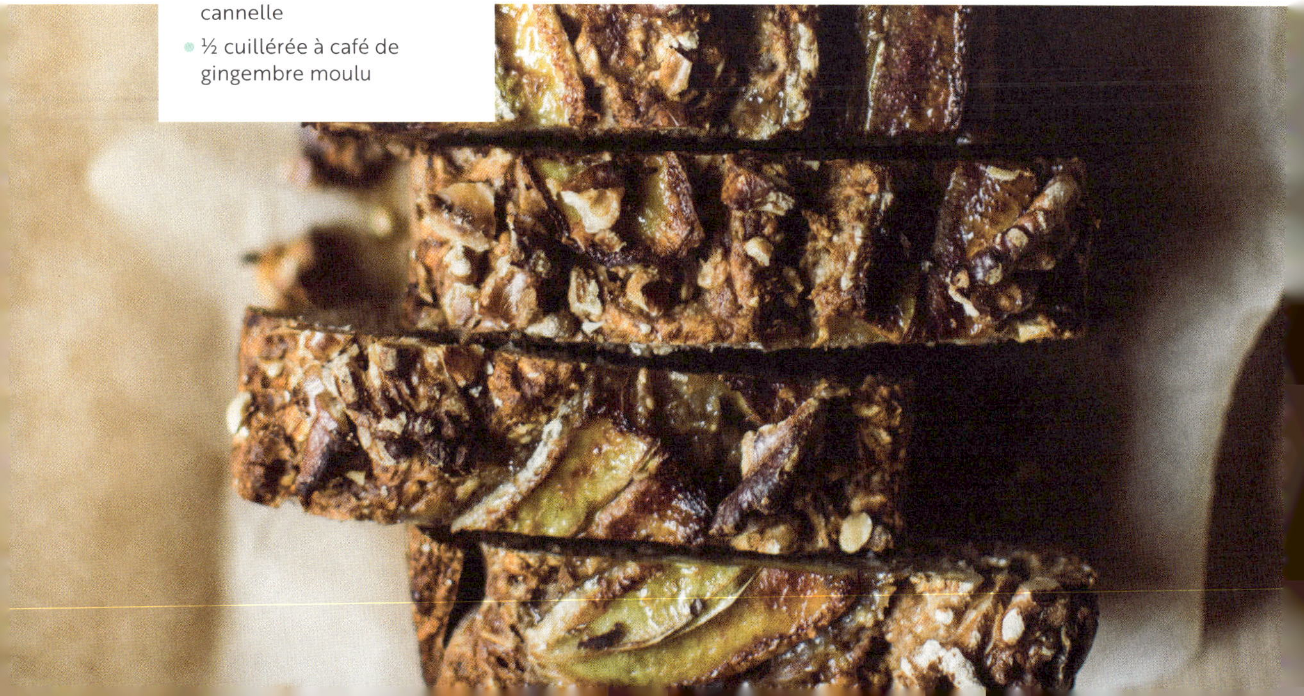

ZOOM Nutrition

- **Les noisettes** sont riches en acides gras mono-insaturés, bénéfiques pour notre santé (à l'inverse des acides gras saturés). Ils jouent un rôle bénéfique pour la régulation du cholestérol. Les noisettes sont également une bonne source de calcium et d'antioxydants.
- **Le fruit de la passion** est une bonne source de vitamine C qui aide à lutter contre les radicaux libres responsables du vieillissement de nos cellules et soutient le système immunitaire. Il est aussi source de vitamine B3, de magnésium (lutte contre le stress) et de manganèse (construction osseuse).
- **La farine de sarrasin complète** est une très bonne alternative à la farine de blé complet. (L'idéal est de varier au maximum les farines consommées.) Elle est une bonne source de fibres qui participent au bien-être digestif et, de ce fait, elle est rassasiante. Enfin, la farine de sarrasin a un index glycémique bas et ne contient pas de gluten.

Semaine 3

Dimanche
BROWNIE À LA PATATE DOUCE

Ingrédients

- 300 g de patates douces
- 100 g de dattes dénoyautées
- 100 g de farine complète
- 60 g de cacao amer en poudre
- 20 ml d'huile de tournesol
- 120 ml de boisson végétale sans sucre ajouté (avoine, amande, soja)
- 20 g de noisettes
- 40 g de noix de pécan
- Graines de sésame
- Yaourt au soja nature

1. Préchauffez votre four à 160° C.
2. Faites cuire les patates douces entières avec leur peau dans une casserole d'eau bouillante pendant 20 minutes environ. Vérifiez la cuisson à l'aide d'un couteau.
3. Placez dans le bol d'un blender tous vos ingrédients : patates douces cuites et épluchées, dattes dénoyautées, farine, cacao, huile et boisson végétale. Mixez le tout jusqu'à obtenir une pâte homogène.
4. Concassez les noisettes et les noix de pécan, puis ajoutez-les à votre pâte.
5. Huilez légèrement votre plat avec un essuie-tout et ajoutez un peu de farine dans le fond afin de pouvoir démouler plus facilement votre brownie après cuisson.
6. Versez la pâte puis décorez le dessus avec des noix de pécan, des noisettes et du sésame.
7. Faites cuire entre 35 et 40 minutes. Vérifiez la cuisson à l'aide d'un couteau, la pâte doit être encore légèrement collante à l'intérieur quand vous retirez le brownie du four.
8. Laissez refroidir et dégustez bien frais avec un peu de yaourt au soja nature.

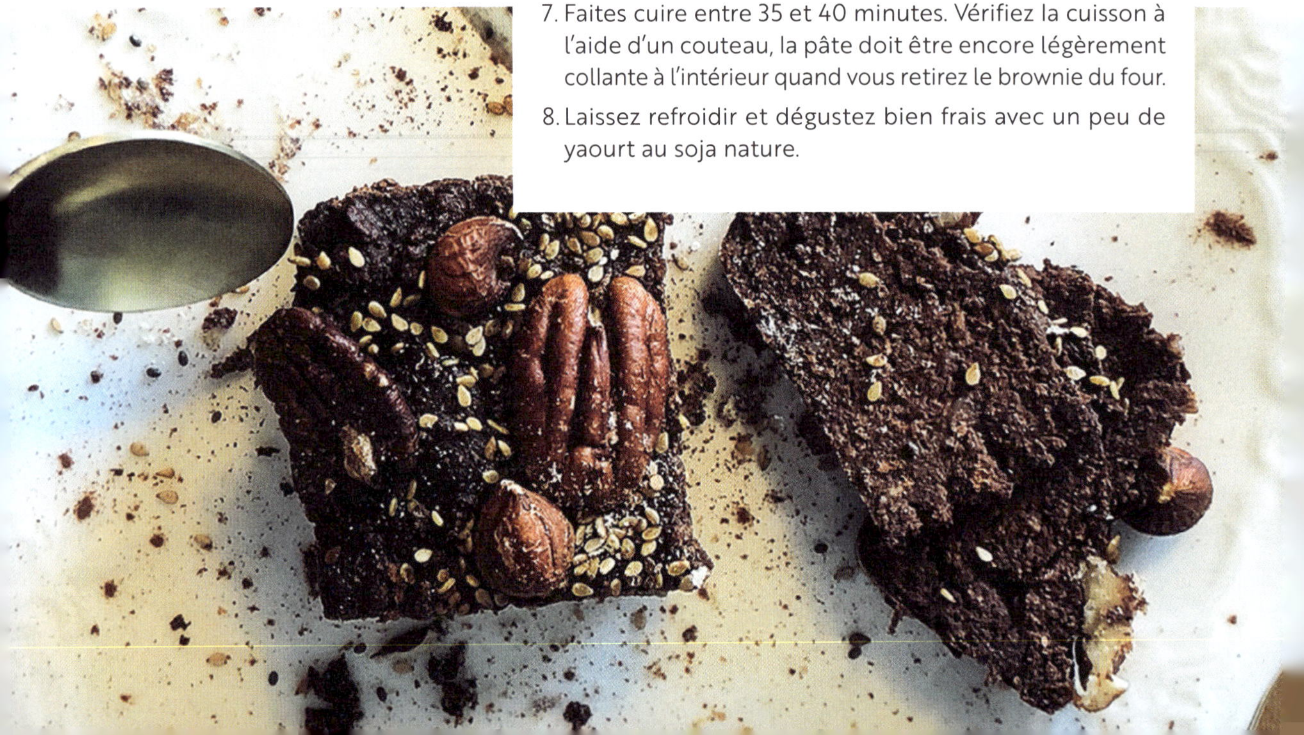

ZOOM Nutrition

- Opter pour **un cacao amer en poudre,** c'est-à-dire 100 % cacao et donc sans sucre ajouté (ou tout autre ingrédient d'ajout), permet de bénéficier de ses réelles vertus. En effet, le cacao est reconnu pour les bienfaits de ses flavonoïdes. Des études mettent en avant que ces composés antioxydants sont bénéfiques pour la santé cardiovasculaire. L'idéal est bien sûr de le choisir issu de l'agriculture biologique.

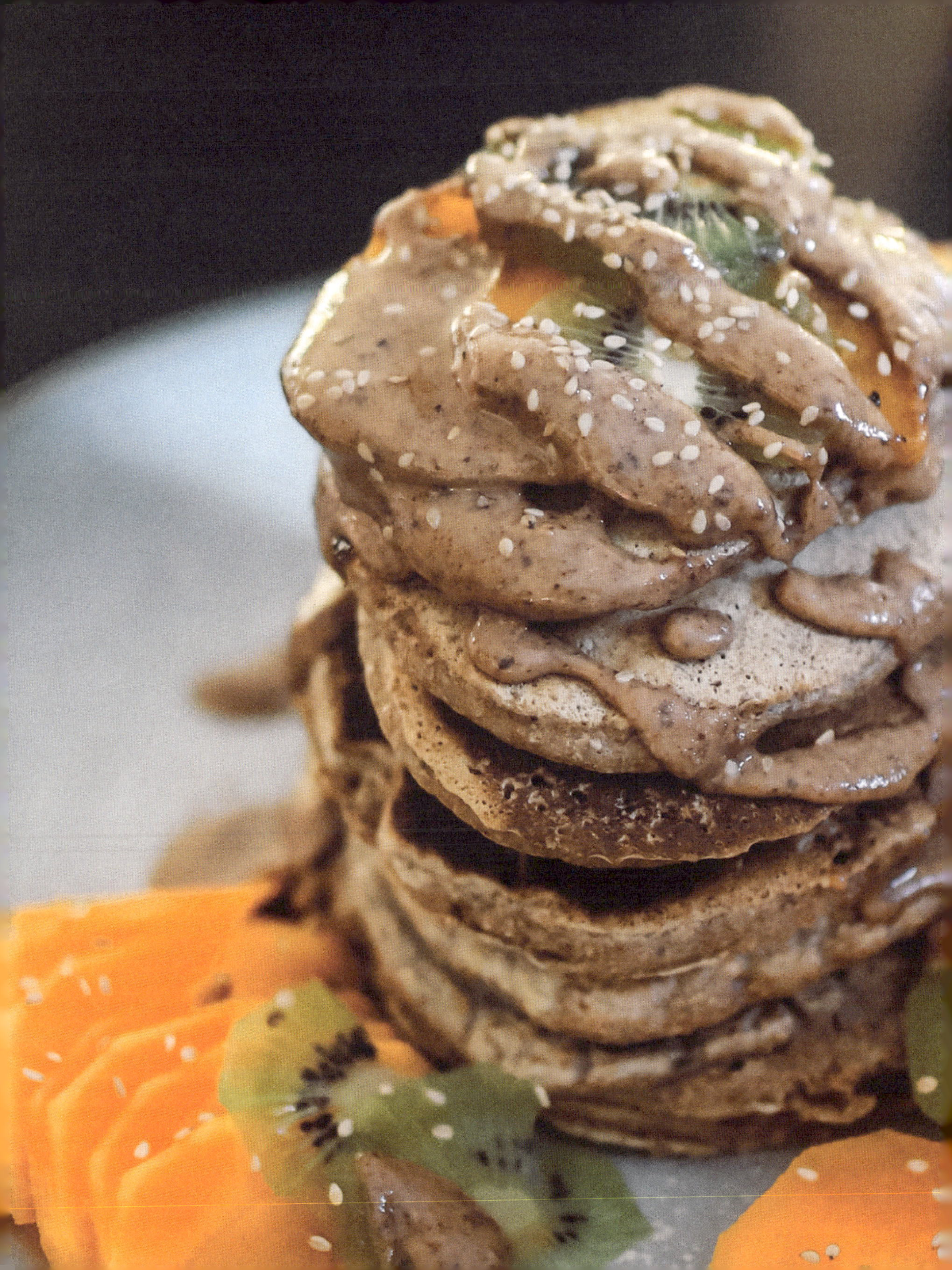

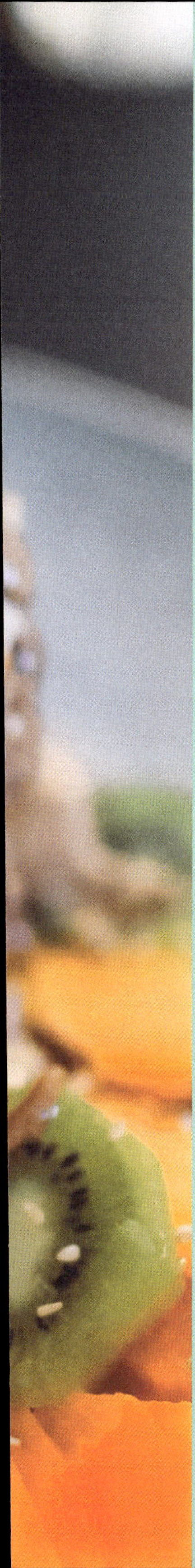

Semaine 4

JE M'OFFRE UNE COLLATION QUOTIDIENNE

J'ai gardé le meilleur pour la fin : le plaisir du goûter ! Si vous n'êtes pas encore un adepte de la collation, vous allez le devenir ! Je vous explique, durant cette dernière semaine, ses avantages : santé, index glycémique, gourmandise... J'espère très vite défaire vos idées reçues à ce sujet et vous (re)donner le plaisir du goûter. J'ai mis toutes les chances de mon côté avec 7 recettes salées et sucrées pour varier quotidiennement !

Semaine 4

COLLATION = GRIGNOTAGE ?

Quel est l'intérêt de la mise en place d'une collation dans le cadre d'une alimentation à index glycémique bas ? De nombreuses personnes pensent qu'elle est réservée aux enfants. D'autres sont convaincus que prendre un goûter « fait grossir ». Quel dommage ! Car la collation a toute sa place, et est même recommandée, dans le cadre d'une alimentation équilibrée et à IG bas ou d'un objectif de perte de poids.

Tout d'abord, il faut bien différencier « collation » et « grignotage ».

- Une **collation** est un repas qui est **intégré et calculé dans l'apport énergétique** journalier. Ainsi, une personne ayant un besoin énergétique de 2 500 calories verra son apport énergétique fractionné en 4 ou 5 repas (1 à 2 collations) au lieu de 3 (sans collation). Le nombre de calories reste le même, il est simplement réparti d'une manière différente.
- Le **grignotage**, quant à lui, est une consommation **en supplément de l'apport énergétique** nécessaire de la journée. Il est souvent de qualité nutritionnelle médiocre et, étant un ajout aux besoins énergétiques journaliers, peut entraîner, s'il est quotidien, une prise de poids.

Les intérêts de la collation sont multiples.

- Tout d'abord, en permettant de fractionner les apports alimentaires sur la journée, elle va **réguler la glycémie**. Elle est donc essentielle dans le cadre d'une alimentation à IG bas ! En parallèle des aliments que vous sélectionnez, elle a une action sur votre journée alimentaire de manière globale.
- Par ailleurs, l'action de régulation de la glycémie permet de **limiter le stockage de graisses** car l'insuline est moins sollicitée. La pause « en-cas » a donc tout son intérêt dans le cadre d'une perte de poids ou tout simplement pour le maintien de votre poids de forme. Le fait d'avoir une glycémie stable va aussi limiter les envies de sucre et donc de grignotage.

- La collation est également mise en place pour **vous permettre de tenir le rythme d'une journée**, en évitant les coups de fatigue et les fringales. Que ce soit le matin ou l'après-midi, elle permet de combler la durée entre deux repas principaux. Ainsi, elle vous évite d'arriver affamé au déjeuner ou au dîner et de manger trop rapidement (et donc souvent trop) ; sans parler du fait que la sensation de faim n'est pas agréable !

- Mettre en place des collations permet également d'**éviter des grignotages** durant la préparation de vos repas et vous permet ainsi de prendre votre temps pour cuisiner. Et cela a très souvent un impact sur la qualité nutritionnelle finale du repas.

- C'est aussi les grignotages au bureau que vous éviterez lorsque la salle de pause est remplie de gâteaux ou qu'un collègue vous propose gentiment quelques chocolats : vous pouvez sortir votre collation.

- Enfin, en faisant des repas plus réguliers, ces derniers sont plus légers et votre digestion n'en est que meilleure !

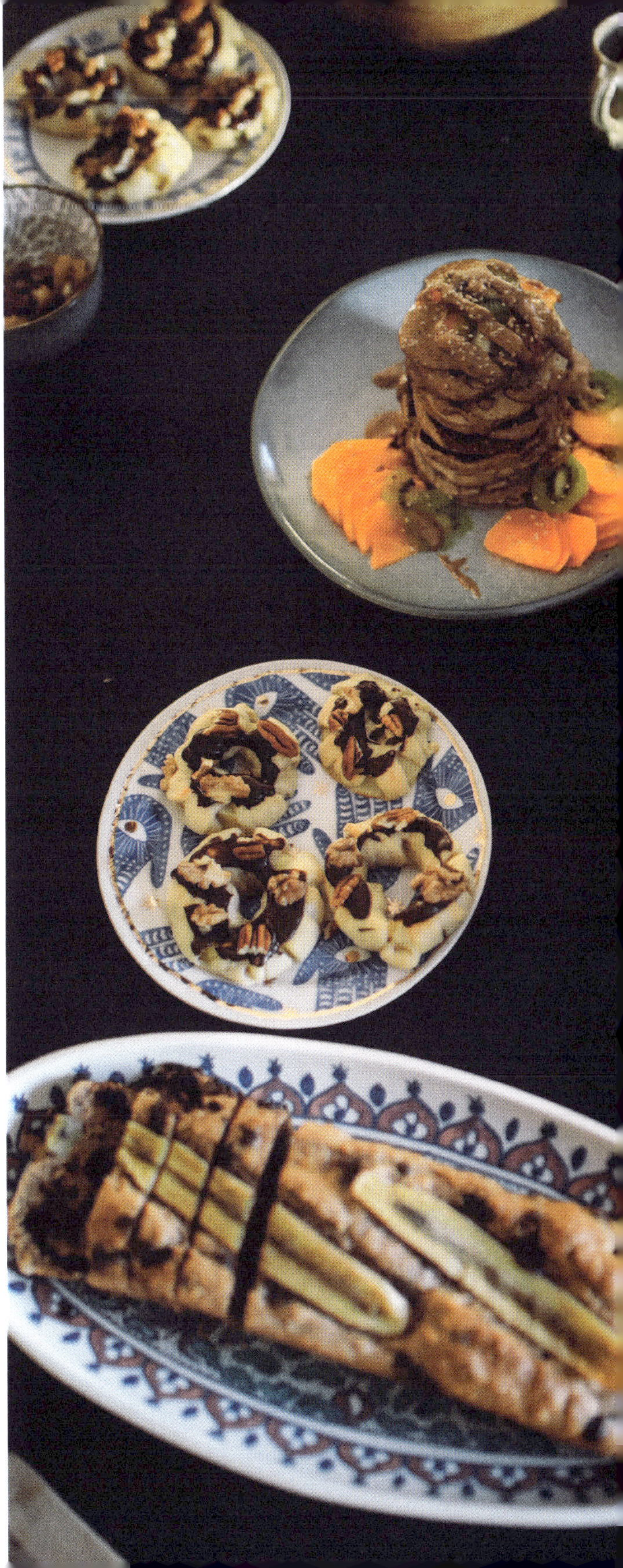

Semaine 4

UNE PETITE FAIM ? PENSEZ AUX OLÉAGINEUX

Les graines oléagineuses se glissent facilement dans nos assiettes, dans des plats salés comme sucrés, du petit-déjeuner au dîner en passant par l'apéritif. Elles accompagnent idéalement les collations de mi-matinée ou mi-après-midi. On les retrouve bien sûr sous leur forme entière et brute mais également grillée, effilée, salée, fumée, en poudre, en boisson ou encore en purée. Leur intérêt ? Elles sont riches en lipides de qualité, en fibres et, pour certaines, en protéines. Elles vont donc avoir un impact positif sur l'index glycémique de vos repas en plus d'être bénéfiques pour votre santé !

Leurs atouts sont nombreux :

- Elles ont l'avantage d'être **riches en lipides d'origine végétale et de bonne qualité nutritionnelle** (principalement des acides gras insaturés). En moyenne, elles contiennent 60 % de lipides. C'est aussi l'une des raisons pour lesquelles il est possible d'en extraire de l'huile.
- Les lipides contenus sont majoritairement **des acides gras mono-insaturés** (+ de 50 %) mais des acides gras poly-insaturés sont également présents dans certaines graines comme le sésame, les graines de tournesol, les noix ou encore les pignons de pin. Une particularité revient aux noix et aux graines de lin qui sont riches en oméga 3 ; à la différence des autres graines oléagineuses qui sont davantage riches en oméga 6. Les cacahuètes, pistaches et noisettes sont riches en oméga 9.
- Avec des lipides essentiellement représentés par des acides gras insaturés (85 %), les graines oléagineuses ont **une action positive sur la prévention des maladies cardiovasculaires.** En parallèle, elles contiennent très peu d'eau (- de 9 %), ce qui permet une durée de conservation longue.

ZOOM sur

LES GRAINES OLÉAGINEUSES

Pour en lister quelques-unes :

- les amandes,
- les noix,
- les noisettes,
- les noix de cajou,
- les noix de pécan,
- les noix de macadamia,
- les noix du Brésil,
- les pistaches,
- les cacahuètes (arachides),
- les graines de sésame,
- les graines de tournesol,
- les graines de lin,
- les graines de chia,
- les graines de courge,
- les pignons de pin, etc.

Autant de variétés qui font partie de la grande famille des graines oléagineuses.

- **La quantité de glucides est** légèrement plus haute que la quantité d'eau mais elle reste tout de même **faible** et oscille entre 1,5 % (pour les amandes) et 22 % (pour les noix de cajou).
- La qualité des lipides des graines oléagineuses est un réel atout nutritionnel, mais il est également important de mettre en avant la portion de fibres qu'elles contiennent. Les graines oléagineuses sont considérées comme **des aliments riches en fibres** puisqu'elles contiennent entre 4 g et 13 g de fibres aux 100 g, la recommandation nationale pour un adulte étant de consommer 25 à 30 g de fibres par jour. Les fibres sont extrêmement importantes dans le cadre d'une alimentation équilibrée et doivent être apportées quotidiennement à l'organisme. Elles participent à la régulation du transit, à la régulation de la glycémie, diminuent le taux d'absorption du cholestérol et des triglycérides, ont un rôle satiétogène, participent à l'équilibre de la flore intestinale et au renforcement du système immunitaire et ont un rôle préventif sur le cancer du côlon.
- Pour finir, les graines oléagineuses sont **source de protéines végétales.** Si la quantité varie en fonction des différentes variétés (de 8 à 26 %), elles viendront tout de même compléter l'apport protéique journalier, notamment pour les personnes végétariennes ou vegan. Si c'est votre cas, je vous recommande de consommer sur une même journée des légumineuses et / ou des céréales complètes pour parfaire le profil protéique des graines oléagineuses et ainsi avoir un profil protéique complet. Le trio de tête pour la richesse en protéines est composé des cacahuètes, des pistaches et des amandes.
- Pour compléter le descriptif nutritionnel des graines oléagineuses, il faut également évoquer **leur richesse en certains micronutriments.** Globalement, elles sont riches en magnésium, potassium, phosphore, calcium, fer et cuivre. Les cacahuètes, pistaches et noix sont riches en vitamine E (antioxydant) et les cacahuètes en vitamine B1 (agissant sur la transmission nerveuse).

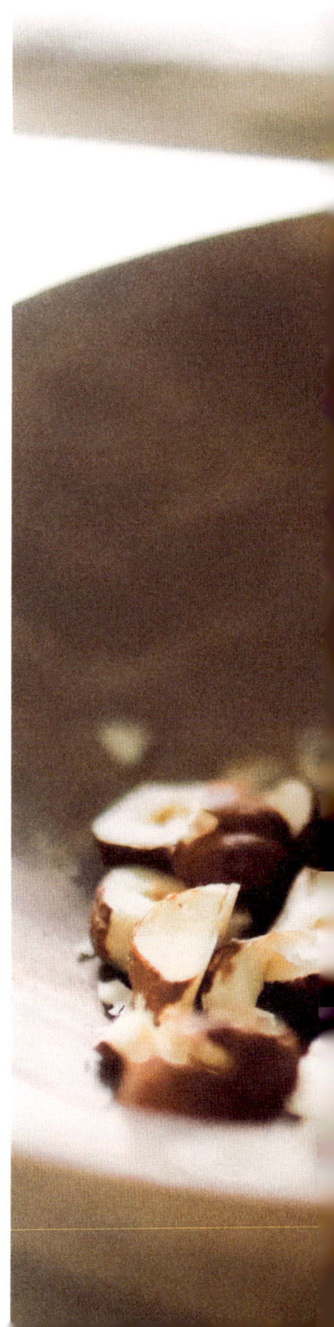

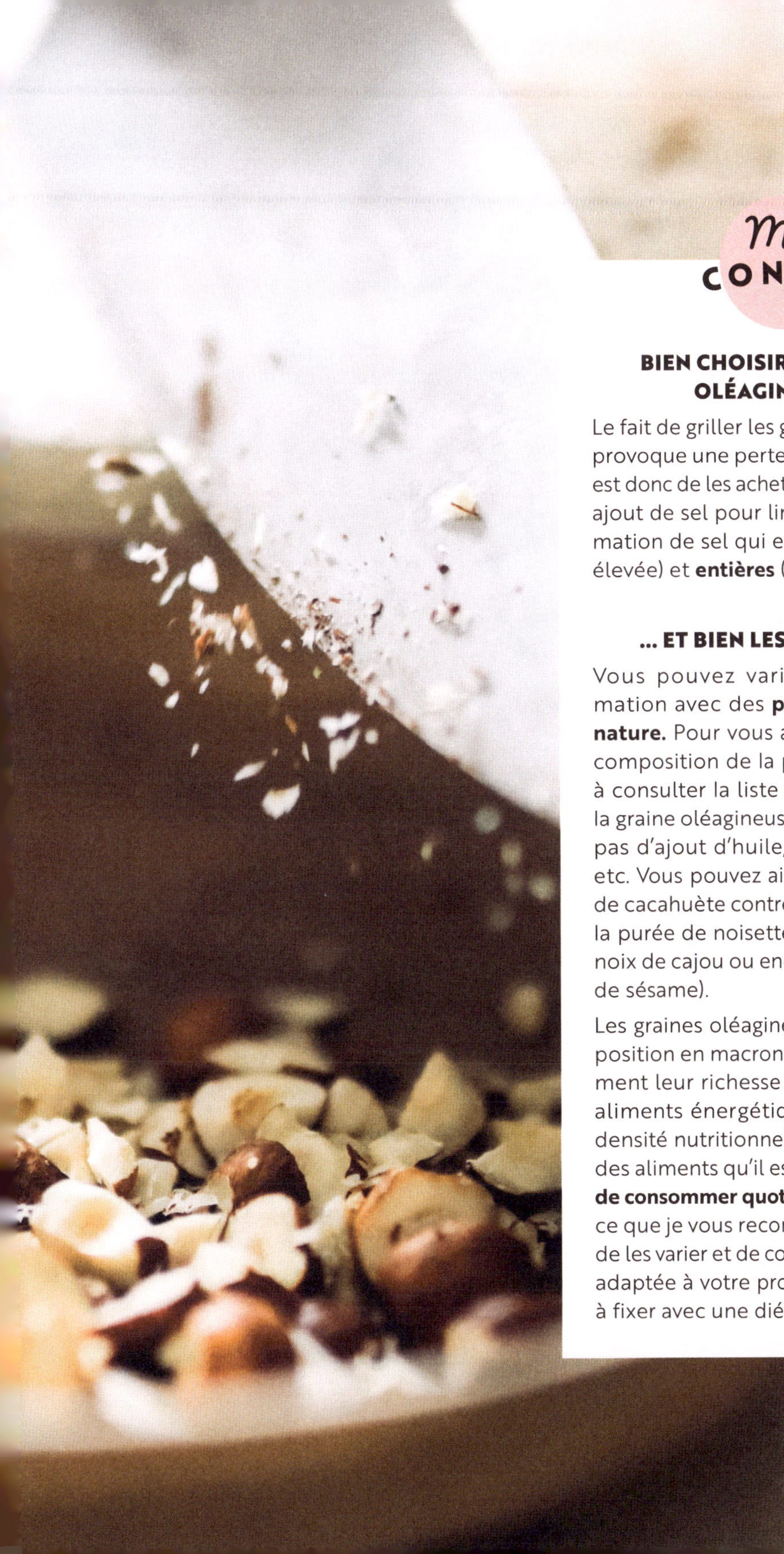

Mon CONSEIL

BIEN CHOISIR SES GRAINES OLÉAGINEUSES…

Le fait de griller les graines oléagineuses provoque une perte en vitamines, l'idéal est donc de les acheter **crues**, **nature** (sans ajout de sel pour limiter votre consommation de sel qui est souvent déjà trop élevée) et **entières** (avec la peau).

… ET BIEN LES CONSOMMER

Vous pouvez varier votre consommation avec des **purées d'oléagineux nature.** Pour vous assurer de la bonne composition de la purée, je vous invite à consulter la liste d'ingrédients. Seule la graine oléagineuse doit être indiquée, pas d'ajout d'huile, de sucre, de sirop, etc. Vous pouvez ainsi troquer la purée de cacahuète contre la purée d'amande, la purée de noisette contre la purée de noix de cajou ou encore le tahini (crème de sésame).

Les graines oléagineuses, par leur composition en macronutriments et notamment leur richesse en lipides, sont des aliments énergétiques. Toutefois, leur densité nutritionnelle de qualité en fait des aliments qu'il est tout à fait **possible de consommer quotidiennement** et c'est ce que je vous recommande ! L'idéal est de les varier et de consommer la quantité adaptée à votre profil (entre 20 et 50 g, à fixer avec une diététicienne).

Semaine 4

UNE SEMAINE DE COLLATIONS À IG BAS

Lundi

PUDDING DE CHIA AU CHOCOLAT ET FRUITS ROUGES

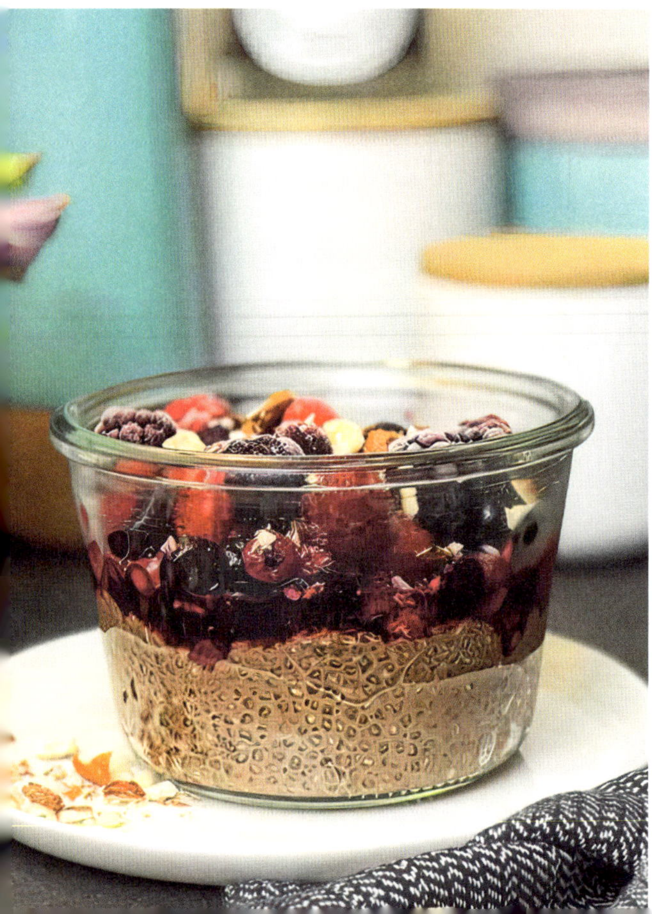

Ingrédients

- 150 ml de boisson végétale à base d'amande (sans sucre ajouté)
- 1 carré de chocolat noir (minimum 85 % de cacao)
- 20 g de graines de chia
- 150 g de fruits rouges surgelés
- Noisettes
- Amandes

→ Recette à préparer la veille.

1. Versez dans une casserole la boisson végétale, ajoutez le chocolat noir et mélangez jusqu'à ce que ce dernier soit fondu.
2. Ajoutez hors du feu les graines de chia et mélangez.
3. Placez la préparation dans un bol au réfrigérateur et laissez gonfler pendant la nuit.
4. Ajoutez les fruits rouges et quelques noisettes et amandes.

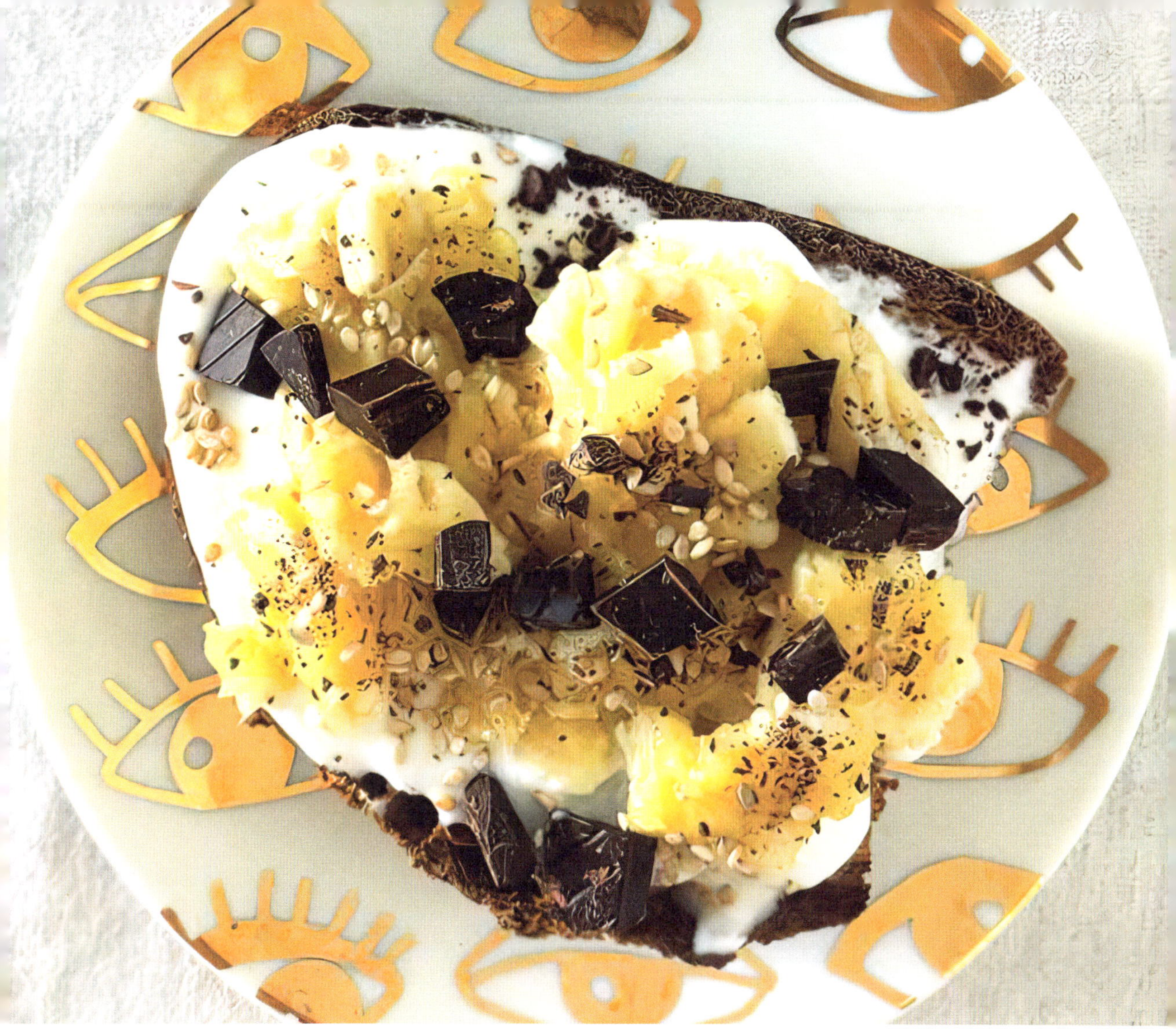

Mardi

TARTINE CHOCOLAT-BANANE

Ingrédients

- Pain complet au levain
- 1 yaourt au soja nature
- 1 banane pas trop mûre
- Chocolat noir (minimum 80 % de cacao)

1. Coupez une tranche de pain complet frais.
2. Tartinez-la de yaourt au soja nature.
3. Ajoutez de la banane écrasée et parsemez de chocolat noir coupé en morceaux.

ZOOM Nutrition

- **La boisson végétale à base d'amande** a l'avantage d'être pauvre en acides gras saturés en comparaison des laits animaux. L'idéal est de la sélectionner sans sucre ajouté.
- **Les fruits rouges surgelés** sont disponibles tout au long de l'année et sont donc une très bonne astuce pour varier votre consommation de fruits. Pensez simplement à lire la liste des ingrédients : seuls les fruits doivent être indiqués. Aucun sirop, sucre ou autre ingrédient ne doit apparaître.
- **Fromage blanc et yaourt au soja nature** peuvent se confondre dans les recettes en termes de texture et goût. N'hésitez pas à alterner et à tester le yaourt au soja si ce n'est pas déjà le cas. Cela apportera de la variété nutritionnelle à vos repas ! Le yaourt au soja a l'avantage d'être pauvre en acides gras saturés. Si vous vous orientez vers un fromage blanc, pensez à le sélectionner issu de l'agriculture biologique. L'alternative au yaourt au soja nature est le « yaourt So Soja ! à la grecque nature » de la marque Sojade (en magasin bio) qui aura une texture encore plus onctueuse !

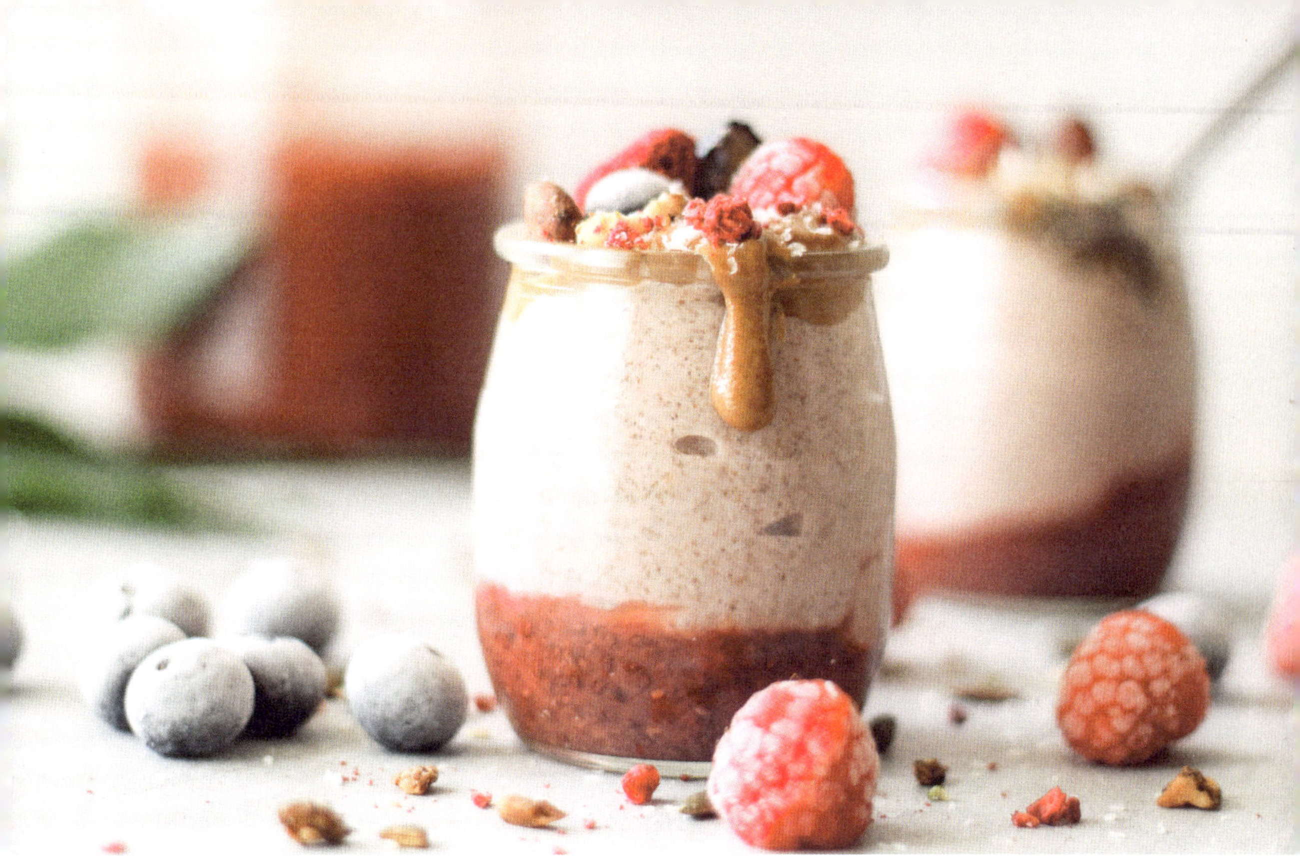

Mercredi

NICE CREAM (GLACE HEALTHY)

Ingrédients pour 1 glace

- 1 banane
- 1 yaourt au soja nature

→ Recette à préparer le jour J, au moins 4 heures avant la dégustation.

1. Congelez la banane coupée en morceaux pendant au moins 4 heures.
2. Mixez-la avec un peu de yaourt au soja nature.
3. Dégustez immédiatement ou placez la préparation dans un ramequin.

Quelques idées pour aromatiser votre glace :

- Ajoutez des épices ou aromates : cannelle, vanille, basilic, menthe…
- Ajoutez des saveurs : cacao, chocolat noir (pour un effet straciatella), purée d'oléagineux (amande, noisette, cacahuète)…
- Ajoutez des fruits : framboises, fraises, nectarines, figues…

Jeudi

TARTINE À LA RICOTTA ET FRUITS FRAIS

Ingrédients

- Pain complet au levain
- Ricotta
- Fruits de saison de votre choix
- Menthe fraîche
- Graines de sésame

1. Coupez une fine tranche de pain complet.
2. Tartinez-la de ricotta.
3. Disposez des fruits frais sur le dessus.
4. Ajoutez de la menthe ciselée et des graines de sésame.

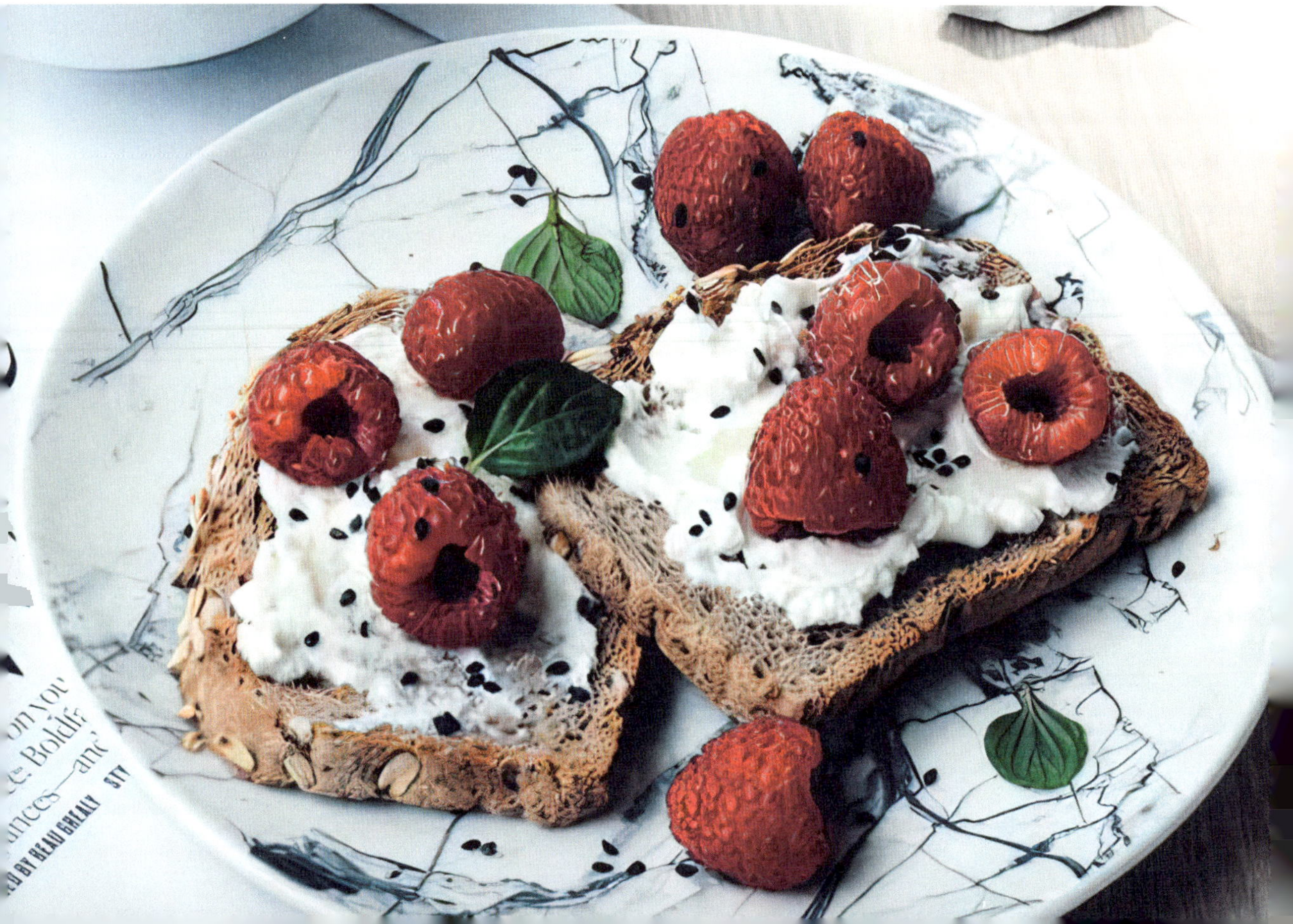

ZOOM Nutrition

- À l'opposé de ce que vous pourriez penser, **une crème glacée** n'a pas un index glycémique élevé. En effet, dans la majorité des glaces, la quantité de matières grasses est tellement élevée qu'elle vient diminuer la réponse glycémique. Bien sûr, cela ne signifie pas qu'il faut manger de la crème glacée tous les jours… mis à part si c'est l'une de mes *nice creams healthy* ! Sans crème et juste avec des fruits et du yaourt au soja, un délice…
- **Les graines de sésame** participent à la régulation du taux du cholestérol et des triglycérides. En effet, les protéines du sésame aident à diminuer le LDL (mauvais) cholestérol et les triglycérides et à augmenter le HDL (bon) cholestérol tout en diminuant l'oxydation des lipides dans le sang. Les graines de sésame sont également source de calcium.
- **La ricotta** peut être fabriquée à partir de lait de vache ou de brebis, demi-écrémé ou entier. Cela va déterminer son taux de matières grasses mais aussi sa texture, plus ou moins crémeuse. Il est important de la sélectionner issue de l'agriculture biologique et de respecter la bonne saison afin de bénéficier d'apports nutritionnels de qualité. Dans le cadre d'une alimentation équilibrée, elle sera aussi une source de calcium.

Semaine 4

Vendredi

MINI-SANDWICH FROMAGE-CRUDITÉS

Ingrédients

- Pain complet au levain (épeautre, petit épeautre, kamut)
- Fromage de saison
- Cornichons (facultatif)
- Crudités de votre choix

1. Coupez deux tranches de pain complet ou décongelez-les au grille-pain s'il s'agit de pain congelé.
2. Placez sur la première votre portion de fromage et des cornichons, si vous les appréciez.
3. Épluchez si besoin et coupez quelques légumes crus de saison (carotte, concombre, tomate cerise, chou-fleur, brocoli, céleri, radis...) et ajoutez-les.
4. Refermez votre sandwich avec une seconde tranche de pain.

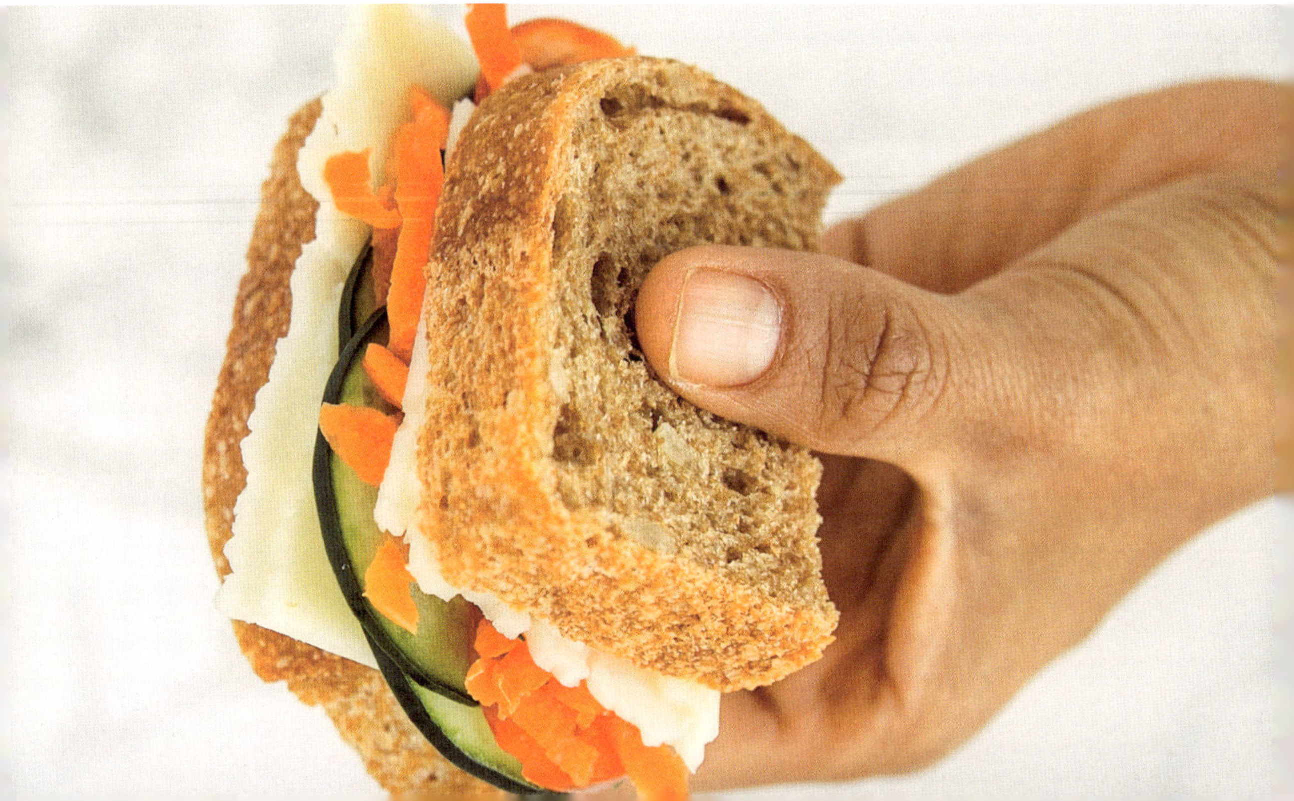

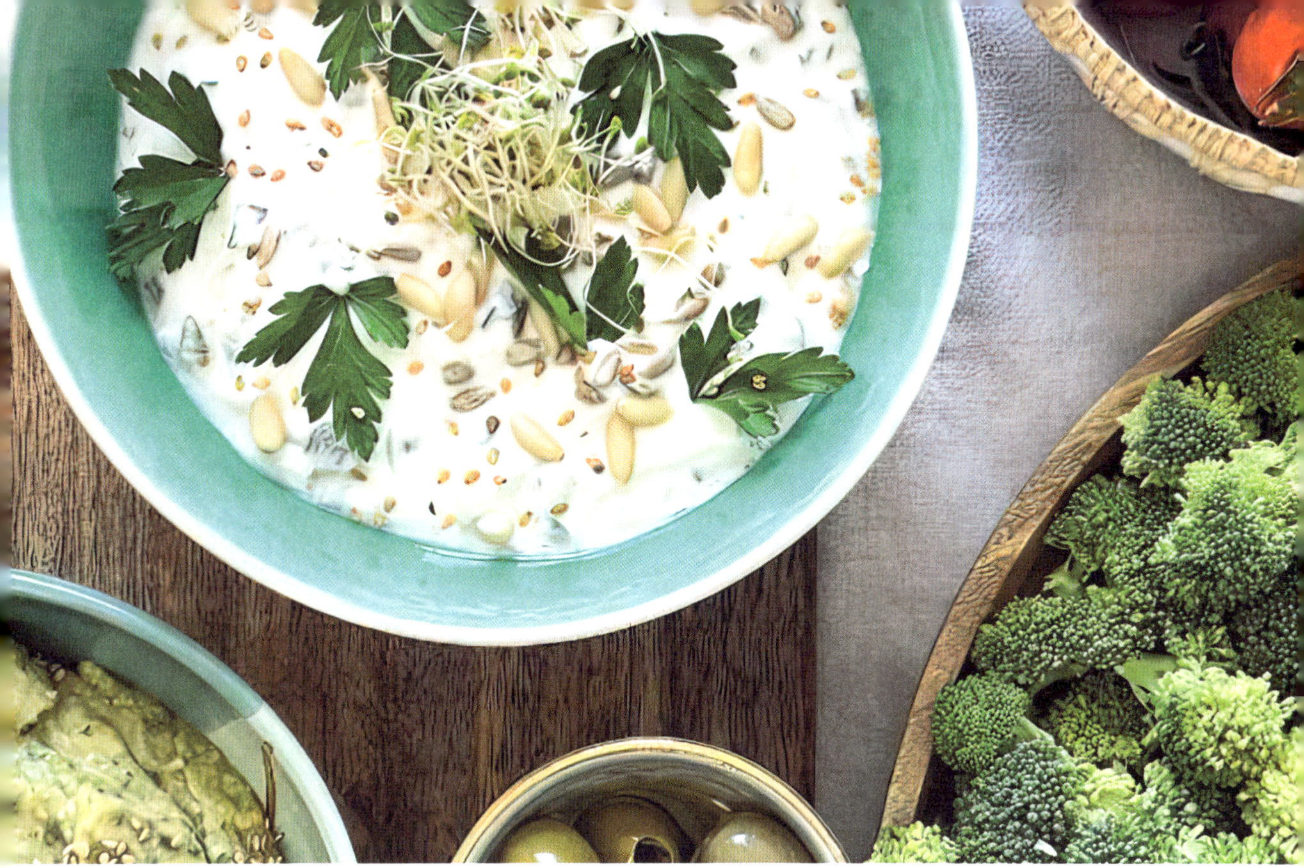

Samedi

YAOURT VÉGÉTAL À LA GRECQUE ET SES CRUDITÉS

Ingrédients

- 100 g de yaourt végétal à la grecque nature (Sojade)
- Menthe fraîche
- Coriandre fraîche
- ½ gousse d'ail frais
- Sel
- Poivre 3 baies
- Brocoli
- Carotte
- Concombre
- Chou-fleur
- Radis
- Tomates cerises

1. Mélangez dans un bol le yaourt au soja nature, quelques feuilles de menthe et de coriandre fraîches ciselées, la gousse d'ail, le sel et le poivre.
2. Goûtez et rectifiez votre assaisonnement si nécessaire. Placez au réfrigérateur.
3. Lavez vos légumes, épluchez-les et coupez-les en tronçons si nécessaire. Adaptez le choix des légumes en fonction des saisons.
4. Disposez dans un plat toutes vos crudités et dégustez avec votre sauce au yaourt.

ZOOM Nutrition

- **Les crudités** sont une excellente source de vitamines. On y retrouve ainsi des antioxydants tels que la vitamine C, la provitamine A et la vitamine E qui permettent de lutter contre le stress oxydatif et le vieillissement cellulaire. Elles favorisent la mastication, ce qui permet une meilleure satiété. Leur richesse en fibres participe au bien-être digestif et permet de réguler la glycémie, et notamment le pic glycémique post-repas et, de ce fait, les fringales et grignotages.
- **Le brocoli** est un légume de la famille des crucifères. Dans le cadre d'une alimentation équilibrée, sa richesse en fibres permettra de lutter contre les problèmes de transit. Le brocoli contient également des antioxydants et isothiocyanates connus pour lutter contre les radicaux libres et avoir un effet anti-toxique : ils inhibent des enzymes qui peuvent transformer des composés alimentaires que l'on absorbe en substances toxiques et, en parallèle, stimulent des enzymes éliminant ces mêmes substances.
- **La menthe** participe au bien-être digestif. Que ce soit cette plante ou l'ensemble des herbes aromatiques, je vous recommande grandement de les utiliser dans vos plats. Elles ont un double intérêt : gustatif et nutritionnel.
- **Les tomates** sont une bonne source de lycopène (pigment qui donne sa couleur rouge), antioxydant très efficace. Ce dernier participe à la protection de nos cellules contre les radicaux libres.
- **Le tofu soyeux**, dans le cadre d'une alimentation équilibrée, viendra davantage remplacer un produit laitier (animal) ou une alternative végétale qu'une source de protéines, il n'est donc pas à confondre avec le tofu ferme. En effet, le tofu soyeux est un aliment relativement pauvre en macro-nutriments de manière globale, avec une valeur nutritionnelle se rapprochant davantage d'un yaourt que d'une source de protéine à proprement parler (viande, poisson, tofu ferme, œuf, seitan...). Toutefois, c'est une très bonne astuce pour cuisiner de nombreux plats, salés comme sucrés, grâce à sa texture. Il viendra varier votre alimentation en apportant une touche végétale.

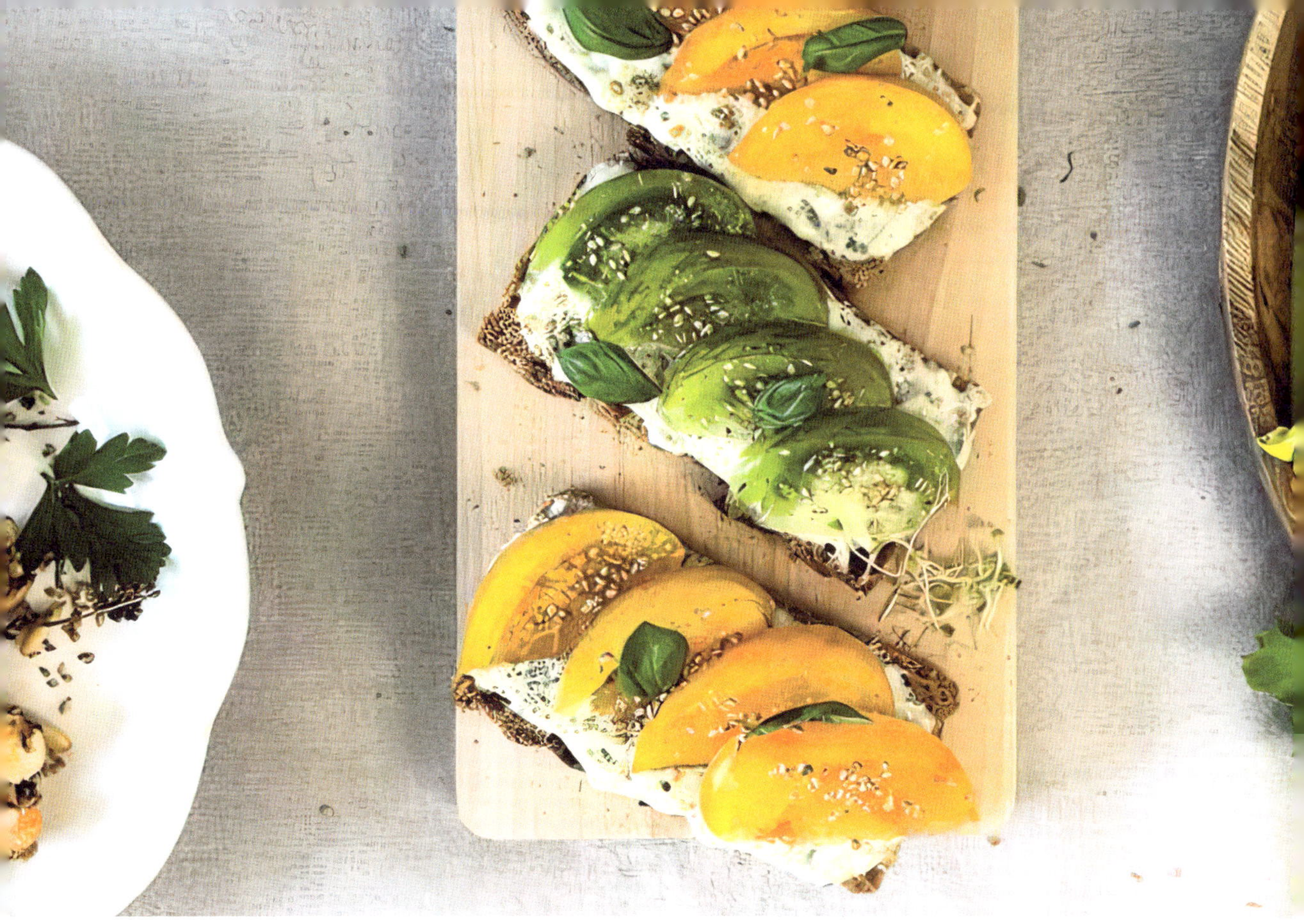

Dimanche

TARTINE DE TOMATES, TOFU SOYEUX ET BASILIC

Ingrédients

- Tofu soyeux
- Basilic frais
- Ail en gousse
- Sel
- Poivre 5 baies
- Pain complet au levain
- Tomates anciennes
- Graines de sésame
- Graines germées

1. Placez dans un bol le tofu soyeux, le basilic, l'ail frais pressé, le sel et le poivre. Mixez le tout à l'aide de votre mixeur plongeant jusqu'à l'obtention d'une texture homogène.
2. Tartinez votre tranche de pain complet avec cette préparation.
3. Coupez vos tomates en fines tranches et répartissez-les sur votre pain. Ajoutez un peu de sel sur le dessus, et quelques graines de sésame et graines germées.

Le mot de la fin

LE MOT DE LA FIN

Vous êtes nombreux à vous préoccuper de votre santé et donc de votre alimentation, et c'est une excellente nouvelle ! La nutrition est un sujet très actuel, sur les réseaux sociaux, à la télévision, etc., ce qui peut vous aider à connaître les bases. Mais parfois la qualité des informations transmises pose question, aussi je vous conseille vivement de consulter un ou une diététicien(ne) diplômé(e) qui sera à même de vous proposer une alimentation adaptée à vos besoins, et uniquement aux vôtres.

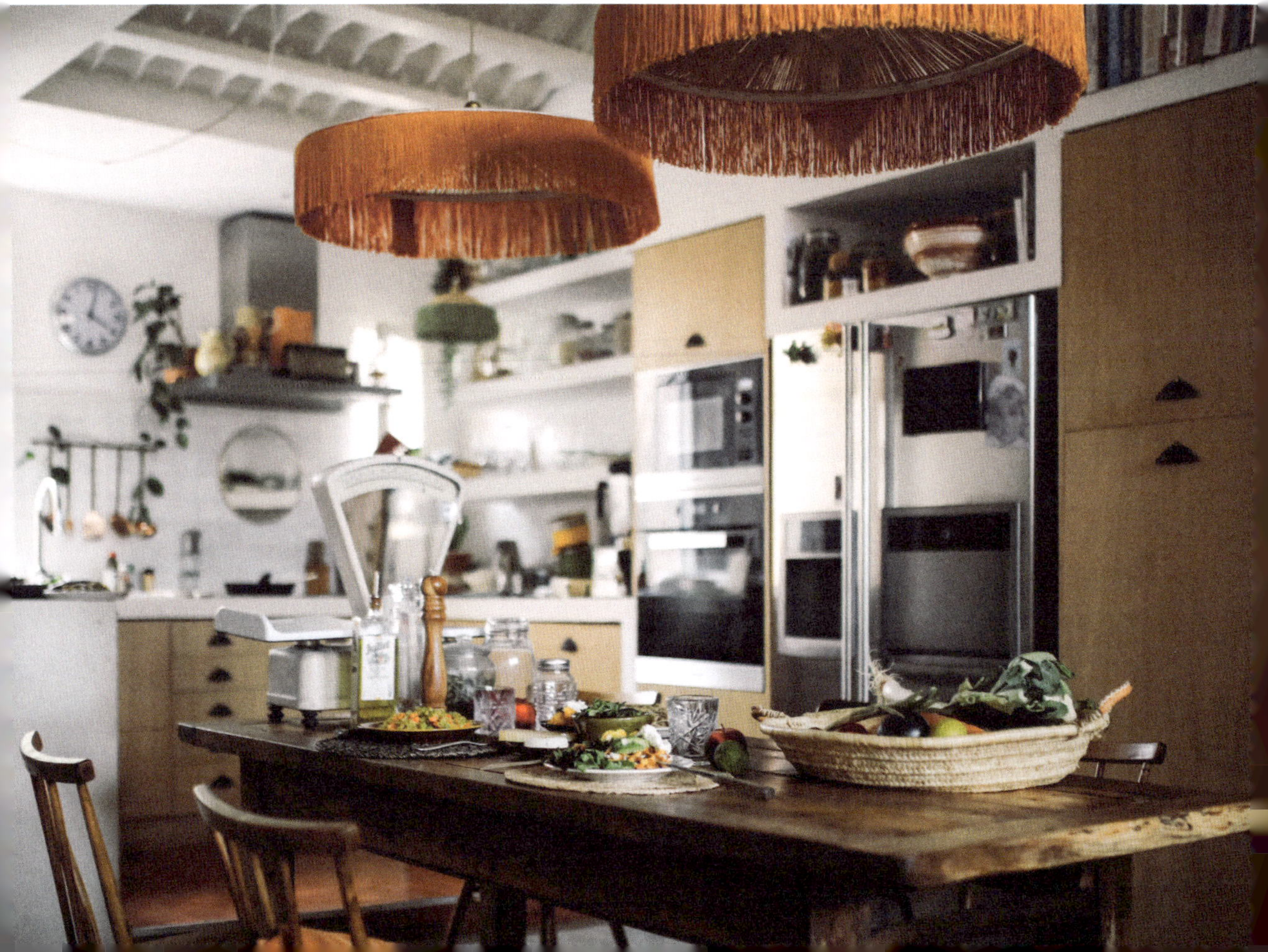

REJOIGNEZ L'AVENTURE MAKE ME HEALTHY !

J'ai créé Make Me Healthy en 2016.

Make Me Healthy, c'est avant tout une **équipe de diététiciennes**[1] passionnées qui offre un **suivi diététique individualisé.** Nous proposons des consultations à distance, par téléphone, avec un support complémentaire : notre application Make Me Healthy, disponible sur Google Play et Apple Store. La diététicienne que vous choisirez créera votre programme alimentaire à la suite d'un bilan nutritionnel complet, en fonction de vos besoins et de votre situation. Si vous n'aimez pas cuisiner, si vous manquez de temps, si vous travaillez de nuit ou encore si vous êtes souvent en déplacement, par exemple.

Consulter une diététicienne vous permettra de vous assurer que vous apportez à votre organisme les nutriments dont il a besoin pour être, d'abord, en bonne santé ! Ensuite, différents objectifs sont possibles : perdre ou prendre du poids, stabiliser son poids de forme, poursuivre un objectif sportif, simplement rééquilibrer son alimentation, l'adapter durant la grossesse, l'allaitement ou une pathologie…

Si vous rejoignez l'aventure Make Me Healthy, nous partagerons avec vous notre philosophie, notre bienveillance, notre expertise… et notre bonne humeur !

À bientôt !

---

1. Il s'agit de professionnelles reconnues et diplômées au minimum d'un BTS ou DUT Diététique (1800 à 2500 heures de formation), et donc titulaires d'un numéro ADELI (répertoire national portant sur les professionnels de santé). Ce dernier permet aux patients d'**être remboursés (tout ou partie) par leur mutuelle** ou complémentaires santé. Renseignez-vous !

LE RÔLE CLÉ DU DIÉTÉTICIEN

Votre diététicien calculera vos besoins énergétiques en fonction de votre métabolisme de base, de votre taille, de votre âge, de votre sexe, de votre activité physique, etc. et vous proposera, via un programme alimentaire, les apports nutritionnels et énergétiques adaptés à vos besoins, ainsi que le fractionnement qui vous convient le mieux. C'est le seul apte à vous délivrer un **bilan nutritionnel précis** qui contient vos habitudes de vie et alimentaires, votre situation médicale, les contraintes liées à votre situation professionnelle ou étudiante, votre activité physique ainsi que l'ensemble des paramètres concernant votre contexte actuel.

Si vous estimez que votre alimentation est déjà équilibrée (bravo !), il/elle pourra valider cela avec vous et vous proposer quelques **ajustements et améliorations** : bien **sélectionner vos produits durant vos courses,** décrypter correctement les étiquettes... et découvrir et apprécier de nouveaux produits !

Tout au long de vos échanges, il/elle fera également évoluer votre **programme alimentaire** en fonction de vos envies, de vos besoins et de votre avancée vers votre objectif.

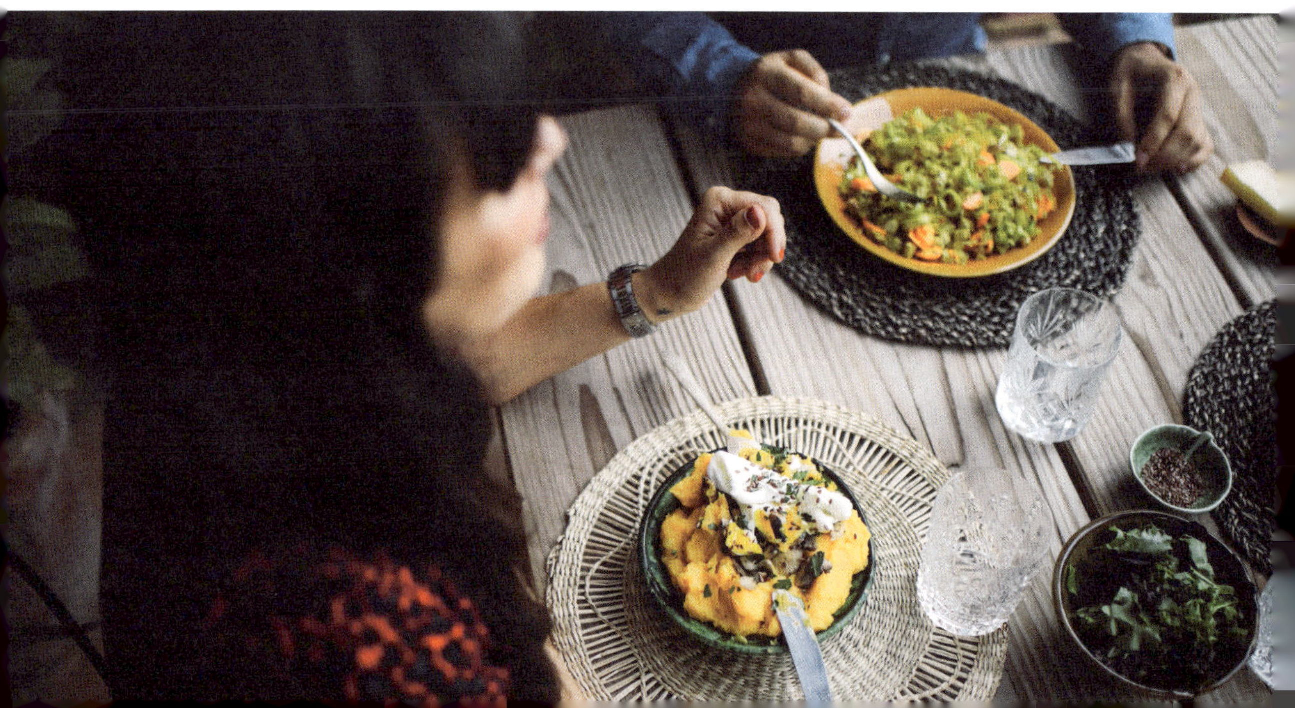

Comprendre les différents métiers dans la nutrition

DIÉTÉTICIEN

Professionnel reconnu et diplômé au minimum d'un BTS ou DUT diététique (1 800 à 2 500 heures de formation).

Titulaire d'un numéro ADELI.

Art. L4371-2. Seules peuvent exercer la profession de diététicien les personnes titulaires du diplôme d'État.

MÉDECIN NUTRITIONNISTE

Médecin généraliste ayant fait une spécialisation en nutrition (150 heures de formation).

DU non qualifiant : ne peut exercer exclusivement la nutrition.

COACH/EXPERT EN NUTRITION, NUTRITHÉRAPEUTE

Appellation non réglementée.

Ils ne sont pas des professionnels de santé et exercent illégalement des actes diététiques.

Art. L4372-1. L'exercice illégal de la profession de diététicien est puni d'un an d'emprisonnement et de 15 000 € d'amende.

NUTRITIONNISTE

Titre non réglementé.

Formations non reconnues par un diplôme d'État voire aucune formation.

Appellation qui ne définit pas une profession.

CALENDRIERS DES PRODUITS DE SAISON

Calendrier des fruits

PRINTEMPS	ÉTÉ	AUTOMNE	HIVER
Mars-avril-mai	**Juin-juillet-août**	**Septembre-octobre-novembre**	**Décembre-janvier-février**
Banane	Banane	Banane	Banane
Cerise	Abricot	Coing	Citron
Citron	Cassis	Figue	Clémentine
Clémentine	Cerise	Melon	Fruits exotiques
Fraise	Citron	Mirabelle	Kaki
Orange	Figue	Myrtille	Kiwi
Pamplemousse	Fraise	Mûre	Mandarine
Rhubarbe	Framboise	Pastèque	Orange
	Groseille	Poire	Pamplemousse
	Melon	Pomme	Poire
	Mirabelle	Prune	Pomme
	Myrtille	Pruneau	
	Pamplemousse	Pêche	
	Pastèque	Raisin	
	Pêche		
	Pomme		
	Prune		
	Pruneau		
	Nectarine		
	Rhubarbe		

Calendrier des légumes

PRINTEMPS	**ÉTÉ**	**AUTOMNE**	**HIVER**
Mars-avril-mai	**Juin-juillet-août**	**Septembre-octobre-novembre**	**Décembre-janvier-février**
Asperge	Artichaut	Blette	Carotte
Aubergine	Aubergine	Betterave	Céleri
Carotte	Blette	Brocoli	Chou blanc
Céleri	Betterave	Carotte	Chou de Bruxelles
Chou blanc	Brocoli	Céleri	Chou chinois
Chou de Bruxelles	Chou blanc	Chou blanc	Chou frisé
Chou chinois	Chou chinois	Chou de Bruxelles	Chou rouge
Chou-fleur	Chou-fleur	Chou chinois	Chou romanesco
Chou frisé	Chou frisé	Chou-fleur	Citrouille
Chou rouge	Chou-rave	Chou frisé	Cresson
Citrouille	Chou romanesco	Chou-rave	Endive
Cresson	Chou rouge	Chou romanesco	Mâche
Endive	Concombre	Chou rouge	Poireau
Mâche	Courgette	Citrouille	
Poireau	Cresson	Cresson	
Pissenlit	Épinard	Épinard	
Roquette	Fenouil	Fenouil	
Tomate	Haricot	Laitue	
Topinambour	Laitue	Poireau	
	Navet	Poivron	
	Pâtisson	Potimarron	
	Poivron	Potiron	
	Potiron		
	Radis		
	Tomate		

Calendrier des fromages

PRINTEMPS	ÉTÉ	AUTOMNE	HIVER
Mars-avril-mai	**Juin-juillet-août**	**Septembre-octobre-novembre**	**Décembre-janvier-février**
Beaufort	Abondance	Abondance	Beaufort
Bleu	Beaufort	Bleu	Brie
Brie	Bleu	Brie	Brie de Meaux
Brillat-savarin	Brie	Brillat-savarin	Brie de Melun
Brocciu	Brillat-savarin	Brocciu	Brocciu
Camembert	Camembert	Cancoillotte	Comté
Cancoillotte	Cancoillotte	Cantal	Époisses
Coulommiers	Coulommiers	Chaourch	Gruyère
Crottin de Chavignol	Emmental	Comté	Laguiole
Féta	Époisses	Emmental	Livarot
Fourme d’Ambert	Féta	Époisses	Maroilles
Gorgonzola	Fourme d’Ambert	Feta	Mont d’or
Gruyère	Gorgonzola	Fourme d’Ambert	Munster
Langres	Gruyère	Gorgonzola	Parmesan
Livarot	Langres	Gruyère	Pont-l’évêque
Maroilles	Livarot	Mascarpone	Salers
Mascarpone	Maroilles	Mimolette	Vacherin
Mont d’or	Mascarpone	Morbier	Vieux-Lille
Morbier	Mimolette	Mozzarella	
Mozzarella	Morbier	Munster	
Munster	Mozzarella	Parmesan	
Neufchâtel	Munster	Pouligny Saint-Pierre	
Parmesan	Parmesan	Reblochon	
Reblochon	Pont-l’évêque	Ricotta	
Rocamadour	Reblochon	Rocamadour	
Roquefort	Rocamadour	Roquefort	
Saint-nectaire	Roquefort	Saint-nectaire	
Tome	Saint-nectaire	Salers	
Vacherin	Tome	Vacherin	
		Vieux-Lille	

Calendrier des poissons[1]

PRINTEMPS	ÉTÉ	AUTOMNE	HIVER
Mars-avril-mai	**Juin-juillet-août**	**Septembre-octobre-novembre**	**Décembre-janvier-février**
Brochet	Anchois de Méditerranée	Anchois de Méditerranée	Bar de ligne
Chinchard	Calmar	Bar de ligne	Brochet
Coquilles Saint-Jacques	Coques	Bulot	Chinchard
Homard	Grondin rouge	Calmar	Congre
Saint-pierre	Homard	Colin	Coques
Thon blanc	Moules de bouchot	Congre	Coquilles Saint-Jacques
Tourteau	Rouget / rouget barbet	Coquilles Saint-Jacques	Grondin rouge
	Saint-pierre	Haddock	Huîtres
	Sole / tacaud	Huîtres	Poulpe
	Thon blanc / germon	Moules	Sole / tacaud
	Tourteau / tourteau breton	Palourdes	
		Rouget barbet	
		Sole / tacaud	

Toute l'année
Daurade, églefin, harengs, langoustines, lieu jaune, lieu noir, maquereau, merlan, sardines.

1. Source : mangerbouger.fr

Photographies : © Sarah Marin-Maire p. 4, 7, 9, 10, 13, 14, 15, 19, 21, 23, 29, 38, 39, 41, 42, 44, 45, 47, 50, 56, 57, 65, 66, 69, 70, 71, 72, 73, 74, 75, 76, 77, 78, 79, 80, 89, 91, 92, 94, 95, 97, 98, 100, 105, 109, 110, 111, 113, 114, 115, 116, 117, 119, 120, 122
© ShutterStock p. 26, 34, 37, 40, 55, 84, 85, 90

Imprimé par Estella en Espagne en janvier 2024
Pour le compte des éditions Marabout (Hachette Livre)
58, rue Jean-Bleuzen, 92178 Vanves Cedex
Dépôt légal : mars 2024
ISBN : 978-2-501-18047-4
3959968